U0388364

儿童腺样体肥大
中西医结合治疗

主编　孙书臣　肖水芳

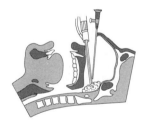

人民卫生出版社
·北京·

图书在版编目（CIP）数据

儿童腺样体肥大中西医结合治疗 / 孙书臣，肖水芳
主编. -- 北京 ：人民卫生出版社，2024. 10. -- ISBN
978-7-117-36890-2

Ⅰ．R766. 1

中国国家版本馆 CIP 数据核字第 2024HH2248 号

儿童腺样体肥大中西医结合治疗

Ertong Xianyangti Feida Zhongxiyi Jiehe Zhiliao

主 编	孙书臣　肖水芳
出版发行	人民卫生出版社（中继线 010-59780011）
地 址	北京市朝阳区潘家园南里 19 号
邮 编	100021
E - mail	pmph @ pmph.com
购书热线	010-59787592　010-59787584　010-65264830
印 刷	北京汇林印务有限公司
经 销	新华书店
开 本	850×1168　印张：6
字 数	161 千字
版 次	2024 年 10 月第 1 版
印 次	2024 年 11 月第 1 次印刷
标准书号	ISBN 978-7-117-36890-2
定 价	69.00 元

打击盗版举报电话　010-59787491　　E-mail　WQ @ pmph.com
质量问题联系电话　010-59787234　　E-mail　zhiliang @ pmph.com
数字融合服务电话　4001118166　　　E-mail　zengzhi @ pmph.com

《儿童腺样体肥大中西医结合治疗》

编委会

刘娇媚　中国中医科学院广安门医院南区耳鼻喉科

赵莹莹　北京中医药大学东直门医院耳鼻喉科

马　彦　哈佛大学医学院贝斯以色列女执事医疗中心
　　　　　交叉医学部

段　莹　中国人民解放军空军特色医学中心睡眠医学中心

李美静　中国中医科学院广安门医院耳鼻喉科

常　远　中国中医科学院广安门医院耳鼻喉科

李红岩　中国中医科学院广安门医院南区睡眠医学中心

刘昱辛　中国中医科学院西苑医院耳鼻喉科

乔　静　天津中医药大学第一附属医院耳鼻喉科

乔　锦　中国中医科学院广安门医院耳鼻喉科

荣　堃　中国中医科学院广安门医院耳鼻喉科

赵婷婷　中国医学科学院肿瘤医院深圳医院头颈外科

孙　瑶　中国中医科学院广安门医院耳鼻喉科

卢　烨　中国中医科学院望京医院耳鼻喉科

佟雅婧　陕西中医药大学基础医学院

邵文叶　浙江省中医院肿瘤科

周　雪　广州医科大学附属中医医院耳鼻喉科

刘　瑞　中国中医科学院望京医院耳鼻喉科

赵雪琪　清华大学玉泉医院（清华大学中西医结合医院）
　　　　　耳鼻喉科

陈其凤　中国人民解放军空军特色医学中心中医科

前　言

　　儿童腺样体肥大发病率有逐年上升的趋势，临床医生们不仅关注着腺样体肥大给儿童鼻科、耳科、咽喉科、口腔科疾患带来的影响，对该病引起的儿童阻塞性睡眠呼吸暂停、夜间睡眠低氧血症的研究也日益增多，特别是从慢性、间歇性缺氧的角度认识到了腺样体肥大对患儿多个系统造成的损伤，故绝对不能掉以轻心。同时，对本病的有创治疗技术不断更新，无创治疗和传统医学的治疗、研究也在逐渐展开，为本病的干预提供了新的思路与方法。

　　《儿童腺样体肥大中西医结合治疗》一书内容既包括腺样体肥大相关基础研究，也涵盖了各种临床诊疗措施，既包括现代医学也包括传统医学，涉及儿童耳鼻咽喉科学、口腔科学以及睡眠、呼吸医学领域。我们全体编委的愿望是为从事腺样体肥大相关诊治工作的西医、中医、中西医结合临床医生提供一本全面了解此病的书籍。

孙书臣

2024 年 2 月

目　录

绪　论

　　腺样体肥大这一疾病发病率呈现出逐年上升的趋势，相关研究者不仅关注腺样体肥大这一疾病本身，并进一步对其引起的儿童阻塞性睡眠呼吸暂停低通气综合征、夜间睡眠低氧血症进行了研究，使临床工作者从慢性、间歇性缺氧的角度深入地认识腺样体肥大这一疾病对患儿多个系统，尤其是神经系统造成的负面影响及其引发的一系列临床症状，并对本病的治疗手段，包括手术治疗、药物治疗及中医内治、外治法等做了进一步的思考与研究，以期为本病的治疗提供更广阔的思路与方法。

　　腺样体肥大的致病因素复杂，目前对于本病致病因素的研究主要集中在反复上呼吸道感染、变态反应及免疫功能异常等几方面。细菌感染是引起腺样体肥大和慢性扁桃体炎的主要原因，近年的研究报道称某些病毒的感染亦与腺样体肥大和扁桃体炎密切相关。同时有研究认为90%以上的儿童阻塞性睡眠呼吸暂停低通气综合征是由上呼吸道疾患引起的，各种病原体引起的腺样体、扁桃体的反复慢性感染是腺样体、扁桃体肥大的主要致病因素。提示在临床上对腺样体肥大和扁桃体炎进行保守治疗时，应在抗菌治疗的同时，进行抗病毒、提高免疫功能的治疗。

有学者研究发现，患有变应性疾病的儿童，尤其是对尘螨过敏的变应性鼻炎患儿，其患腺样体肥大的概率更高，季节性变应性鼻炎患儿在变应原暴露季节腺样体的体积增大。除变应性鼻炎外，研究者认为食物不耐受也与腺样体肥大的发病有一定的关系。在治疗时除考虑药物或手术治疗外，需考虑饮食偏嗜对本病的影响，以免病情反复，迁延不愈。

随着对腺样体肥大这一疾病的认识不断深入，研究者发现免疫功能异常可能也与本病的发生有一定关系。

早期学者们均认为儿童腺样体肥大一经确诊，应尽早实行腺样体切除术。但是在过去的数十年中，随着对睡眠呼吸疾患认识的增加及对生活质量要求的提高，因阻塞类疾患而实施手术治疗的患儿所占的比重更为突出。自腺样体切除术应用于临床以来，该手术技术及器械与时俱进，时至今日，此类手术已发展到腔镜下的微创化和几乎无血化，是儿童患者中实施最为广泛的术式之一。腺样体切除术的实施，能有效缓解儿童相关症状，并降低相关疾患的发生率，除腺样体切除带来的机械性阻塞的缓解外，腺样体本身感染灶的去除亦是其重要的原因。因此，对于已有明确鼻塞、反复分泌性中耳炎及鼻窦炎，或者睡眠呼吸紊乱的患儿，腺样体切除术可作为有价值的治疗措施。

在药物治疗方面，研究资料最为丰富的药物为抗白三烯类药物及鼻用糖皮质激素。白三烯受体拮抗剂是非激素类抗炎药物，可以预防和减轻黏膜炎性细胞浸润，使得患者鼻腔鼻咽分泌物中淋巴细胞、嗜碱性粒细胞、嗜酸性粒细胞和巨噬细胞数量显著减少，诱导细胞凋亡，影响细胞因子和炎症介质的释放等，同时在改善肺功能、降低气道高反应性、抑制气道重塑及抗肺纤维化中也有重要作用。所以可以口服白三烯受体拮抗剂作为腺样体肥大的保守治疗方法。糖皮质激素的抗炎作用由气道细胞质内的糖皮质激素受体所介导，局部激素喷鼻剂可以直接作用于鼻腔和鼻咽部黏膜部位，直接抑制黏膜免疫系统的过度免疫反应，降低鼻腔及鼻咽部炎症反应程度，使得腺样体组织缩小。研究显示，白三烯受体拮抗剂及鼻用糖皮质激素联合使用可取得更佳的临床疗效，二者也成为临床医生治疗腺样体肥大的首选药物。尽管如此，当前此类治疗的细节，如疗程和剂量的优化等，还未统一，而患儿在以后的生长发育过程中能否保持其疗效直至腺样体逐渐萎缩，都有待于进行规模较大的长期的前瞻性临床试验验证。

随着对腺样体肥大这一疾病的认识不断加深，越来越多的中医师加入到对本病的研究中，以期能够找到更丰富的治疗方法。中医在腺样体肥大的治疗过程中可以发挥重要的作用，也是治疗和改善儿童睡眠呼吸紊乱的重要治疗手段。中医治疗能够减小腺样体体积，改善临床症状；减轻单纯由于鼻腔因素导致的腺样体肥大引发睡眠呼吸暂停的症状，使部分患儿避免手术；在术前改善鼻腔局部炎症，为手术治疗创造条件；帮助复发患儿避免接受二次手术。其中孙书臣以自创的中医鼻病序贯疗法为基础，采取内、外治法相结合并贯穿始终的方法治疗儿童腺样体肥大，将患儿全身症状、体征、舌象、脉象与鼻内镜下腺样体的综合表现相结合，整体审查、四诊合参、辨证论治，为中医治疗腺样体肥大开辟了新的思路，收到了明显的治疗效果。

第一章
腺样体及周围相关结构的解剖

人体咽部由鼻咽、口咽、喉咽三部分构成。鼻咽，也称上咽，位于软腭后上方，正对后鼻孔。鼻腔经后鼻孔与鼻咽相通。鼻中隔分隔两个后鼻孔，成人每侧后鼻孔垂直径约25mm，横径约12mm。经后鼻孔可见中、下鼻甲的后端。鼻咽腔与口咽腔和喉咽腔不同，鼻咽壁（除软腭外）较硬，因此，鼻咽腔从不闭合[1]。

鼻咽与口咽经位于软腭后缘和咽后壁之间的咽峡相交通。吞咽时，腭咽肌收缩，软腭升高，关闭咽峡。鼻咽前面以后鼻孔为界；顶为蝶骨体及枕骨底部；后壁平第1~2颈椎；前下为软腭；下方与口咽相通。鼻咽有一顶、一个后壁、两个侧壁和一底。鼻咽的顶和后壁形成一连续的、从鼻中隔到口咽的凹向下的斜面[1]。

成人的鼻咽高25mm左右。新生儿鼻咽较成人低，高5~7mm。新生儿鼻咽为弧形，渐变为口咽，两者分界不明显。有学者对儿童鼻咽部的生长发育情况进行测量，发现5岁以前鼻咽部生长发育最为迅速，高度增加2~3倍，宽度增加1.30~1.75倍，但是深度几乎不变；5岁以后至青春期前生长发育减缓，因此这一阶段鼻咽部较高而宽；青春期后深度增加，宽度稍增加；至18岁接近成人状态[2]。儿童阶段的睡眠呼吸问题，与青春期前长期不变的鼻咽部深度的关系有待进一步研究。

第一节　腺样体的解剖及生长发育

一、腺样体的解剖

（一）腺样体的结构及解剖

腺样体，又称咽扁桃体，为一中等大小的集合淋巴组织团块，位于鼻咽顶上部和后壁中线处的黏膜内。（图 1-1）

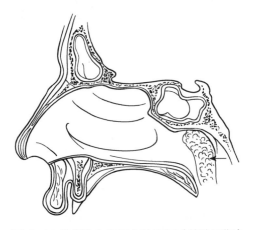

图 1-1　腺样体在鼻咽部位置图（箭头所指）

腺样体呈截头圆锥体状（表面呈橘瓣样），中央有垂直裂（中央隐窝），垂直裂旁有 5～6 条纵槽，腺样体由这些纵槽及近似左右平行排列的淋巴组织瓣组成，其纵轴呈矢状行径。这些纵槽可将腺样体表面增大约 3 倍，由此扩大了发挥免疫作用的面积。其尖端指向鼻中隔，底位于鼻咽顶壁和后壁交界处。腺样体的游离面有许多皱裂从正中盲凹及咽囊向前辐射，延伸至上方及背侧。咽囊是由于呼吸上皮长入鼻咽顶后壁脊索残余和咽外胚层之间而形成的上皮囊。此囊呈袋状或憩室状，囊的深浅大小不一，内被覆黏膜，其分泌物引流到鼻咽部 [3]。咽囊在 6~7 岁时退化，该处易存留细菌，发生感染。有炎症时称咽囊炎，上皮过度增生则形成颅咽管瘤。皱裂的数目和位置以及分隔它们的深裂变异很大。一个中等的皱裂可从咽囊向前达鼻中隔，或一皱裂从囊向前延伸，将腺样体分为明显两半，这反映出它们成对生长发育的起源。腺样体下方，相当于腭垂后上方，肌肉收缩成水平峰，为鼻咽部手术的重要解剖标志。

（二）腺样体的血液供应和淋巴引流

腺样体的动脉来自咽升动脉和腭升动脉、面动脉的扁桃体支、上颌动脉的咽支，以及翼管动脉。另外，腺样体邻近骨的滋养血管、蝶骨底动脉供应腺样体床，这可能是某些患者腺样体切除术后持续出血的原因。许多交通静脉将腺样体的静脉血引流入黏膜下的咽内、外静脉丛。扁桃体静脉起自扁桃体的深部外侧面，汇入外部的腭静脉（扁桃体旁静脉），然后穿过咽上缩肌，汇入咽静脉丛或合并成一条静脉汇入面静脉或颈内静脉。上述静脉也可与翼静脉丛相交通 [1]。

腺样体所属淋巴结位于乳突与下颌骨升支之间的深处。鼻咽癌患者此处淋巴结常首先肿大。鼻咽部淋巴先汇入位于咽后间隙内的咽后淋巴结，再注入颈外侧上深淋巴结，然后注入颈外侧下深淋巴结或直接注入颈干。

二、腺样体的生长发育

（一）腺样体在胚胎时期的生长发育

腺样体等一系列咽淋巴、环淋巴组织由内胚层发生，在发育阶段许多内胚层的局部增生被淋巴组织侵入。腺样体在鼻咽部后中线上生长，其原基可能在颊咽膜后方。腺样体及咽的形成机制很复杂，很可能受 Hox 基因表达的调控。它在胚胎生长发育的第 3~4 个月开始形成，在胚胎生长发育的最后 3 个月，淋巴组织组成的滤泡，深入腺样体实质内，至胎儿出生，腺样体仍继续生长。出生后，在腺样体的后上方可见一咽壁隐窝，称咽囊[2]。

（二）腺样体在出生后的生长发育

人出生后的前几年，腺样体生长发育迅速，但通常从 8~10 岁开始萎缩退化。也有成人腺样体生长发育不全的报道，甚至直到70 岁，仍有腺样体生长发育不全的可能。腺样体占鼻咽的容积比例在 3~5 岁时最大，这也是学龄前儿童呼吸问题频发的原因[3]。

第二节　腺样体周围相关结构的解剖

一、扁桃体

（一）扁桃体结构及解剖

腺样体与扁桃体同属咽部淋巴环，结构相似，功能相近。扁桃体位于腺样体前下方口咽处，又称腭扁桃体，左右各一，是位于口咽侧壁腭舌弓和腭咽弓之间的三角形扁桃体窝内的一对淋巴组织团块，为咽部淋巴组织中最大者，其大小因年龄、个体和病理状态（扁桃体肥大和／或扁桃体炎）而不同。因此，很难描述其正常形态。5 岁或 6 岁时扁桃体迅速增大；青春期达到最大，其垂直径平均可达 20~25mm，横径可达 10~15mm，明显突向口咽。扁桃体自青春期开始退化，同时其内组织开始萎缩，到老年只剩下少量残余的扁桃体淋巴组织[1]。

扁桃体分为内侧面（游离面）和外侧面。其内侧面黏膜上皮为鳞状上皮，且上皮向扁桃体实质陷入形成 6~20 个隐窝，均为分支状盲管，深浅不一，称扁桃体隐窝。正常扁桃体的隐窝开口呈裂隙状，腔塌陷，腔壁彼此紧贴。扁桃体呈多隐窝结构，分支的扁桃体隐窝在儿童时期最大最复杂。在扁桃体内侧面上部有一深的扁桃体内间隙，即扁桃体隐窝的开口。该隐窝常常被称为扁桃体上隐窝，然而它不在扁桃体上方，而是在其实质内。其开口呈半月形，在矢状面上与舌背上凸的弯曲一致。该隐窝的上壁内含有淋巴组织，并延伸至软腭内成为扁桃体的腭部，5 岁后埋在扁桃体内的部分缩小。从 14 岁开始，整个扁桃体出现退化的趋势，扁桃体窝变平[1]。到青年期，一黏膜皱襞从腭舌弓向后延伸，向下至舌，内有淋巴组织浸入，称为三角襞，是扁桃体最突出（向前下方）的部分，到中年即消失。

扁桃体（图 1-2）的外侧面向上、向后、向前方延伸。向下侵入舌背；向上入软腭；向前可在腭舌弓下方延伸一段距离。深部外侧面由一层纤维组织覆盖，此纤维组织包膜与咽上缩肌相邻，且附着不紧密，形成一潜在间隙，称扁桃体周围隙，手术时较易分离，但也为扁桃体周脓肿的好发部位。在其上部，仅有少许疏松组织充填其间，称为扁桃体上窝（在纤维包膜之外）。

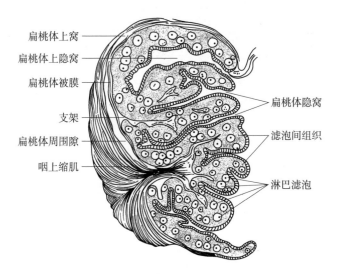

图 1-2　扁桃体冠状切面

（二）扁桃体的血管

扁桃体动脉血管主要来自颈外动脉的分支（图 1-3）：①腭降动脉，为上颌动脉的分支，分布于扁桃体上端及软腭；②腭升动脉，为面动脉的分支；③面动脉扁桃体支，面动脉在扁桃体下部靠近咽壁；④咽升动脉扁桃体支，来自颈外动脉，扁桃体窝的肌性壁将扁桃体与咽升动脉分隔，以上 4 支均分布于扁桃体及两弓。⑤舌背动脉的扁桃体支，分布于扁桃体下端。另外，颈外动脉偶以分支直接供应扁桃体。扁桃体的静脉血先流入扁桃体包膜外的扁桃体周围静脉丛，经咽静脉丛汇入颈内静脉。扁桃体的静脉血尚可流入翼丛，间接与海绵窦相通，故当扁桃体有较严重感染时，有引起海绵窦血栓性静脉炎的可能。腭外静脉或扁桃体旁静脉从软腭外侧下行至扁桃体，若该静脉在扁桃体窝的上角发生出血，可加重扁桃体切除的难度[4]。

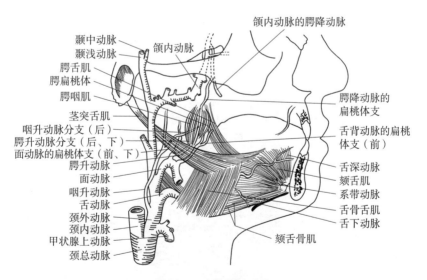

图 1-3　扁桃体的动脉

二、鼻腔、鼻窦

腺样体位于后鼻孔后方，与鼻腔及鼻窦可相互影响。正常情况下，鼻窦内纤毛运动的方向为从窦腔的周壁朝向自然开口；鼻腔内纤毛运动的方向是从前向后直达后鼻孔。外来异物在鼻腔借助湍流作用沉降于鼻黏膜表面，然后通过黏液毯及纤毛摆动被送入咽部。腺样体肥大容易堵塞后鼻孔，可能影响鼻腔及鼻窦清除异物，从而导致鼻 - 鼻窦炎；而鼻 - 鼻窦炎又反复刺激腺样体，使之发炎、增生肥大。

（一）儿童鼻窦特点

儿童鼻窦有其易感特点，鼻窦口相对较大，感染易经窦口侵入鼻窦。儿童鼻腔及鼻道狭窄，鼻窦生长发育不全，鼻窦黏膜嫩弱，淋巴管和血管丰富，一旦感染，黏膜肿胀较剧、分泌物较多，并且极易阻塞鼻道和窦口。

（二）腺样体与鼻腔呼吸功能

一般认为，腺样体肥大会直接或间接导致鼻腔呼吸功能受阻，多为双侧持续性，也有部分患儿出现单侧鼻腔呼吸功能受阻，如一侧鼻窦炎时，患儿会经常张口呼吸，嘴唇皮肤干燥，或夜间睡眠打鼾。也有学者认为，单纯的腺样体肥大并不总是会影响鼻腔呼吸功能，生理性肥大的腺样体具有合乎流体力学法则的外形，很像流线型汽车；生理性肥大的腺样体不论其程度大小，因保持着正常解剖形状，一般不会妨碍咽鼓管与鼻咽腔的换气。腺样体约由 5 个纵槽及近似左右平行排列的 6 个淋巴组织瓣组成。6 个瓣中的 2 个旁正中位组织瓣发育最好，但一般很少直接掩盖后鼻孔，也不会对后鼻孔的气流有很大阻碍。其两旁的 2 个组织瓣稍短一点，对后鼻孔正中部及其两侧掩盖得更少。最外侧的 2 个组织瓣接近咽鼓管咽口，有可能妨碍呼吸时的空气畅流。平时由鼻腔进入鼻咽腔的空气分为左右两股气流，两股气流会向两侧等速回旋流动，在接近咽鼓管口处气压下降，因此，生理性肥大的腺样体对此气流妨碍不大。

三、腺样体与咽鼓管

（一）腺样体与咽鼓管咽口

腺样体与咽鼓管咽口位置接近，咽鼓管的开口位于鼻咽外侧壁，中鼻道后段之后。新生儿的咽鼓管咽口与鼻腔底在同一高度，成人的则略高于下鼻甲后端。咽口近似三角形，其上界和后界为咽鼓管圆枕，由盖在咽鼓管软骨伸出的咽端上的黏膜构成。咽鼓管咽口的后方，有一垂直方向的黏膜襞——咽鼓管咽襞（图1-4），自管口后方的咽鼓管圆枕下降，覆盖咽壁内的咽鼓管咽肌；一小的咽鼓管腭襞，从咽鼓管圆枕前上角延伸至管口前方的软腭。腭帆提肌进入软腭，引起管口下方的黏膜隆起。正对咽鼓管开口后方的黏膜内有一小团淋巴组织，即咽鼓管扁桃体，与腺样体同属于咽部淋巴环的一部分。此外，在咽鼓管圆枕后方的咽侧壁上有一深窝，叫咽隐窝[1]。

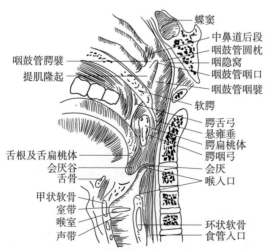

图 1-4　咽鼓管相关结构解剖（咽的矢状面）

　　新生儿咽隐窝黏膜光滑，有从腺样体延续的淋巴组织，随年龄逐渐增长，淋巴组织和黏膜下结缔组织逐渐萎缩，黏膜变薄，咽隐窝增大。腺样体与咽鼓管咽口距离很近，腺样体肥大容易压迫咽鼓管咽口，造成分泌性中耳炎。若腺样体过大，则可能不易与两侧的咽鼓管扁桃体分开，给手术带来难度。

（二）儿童咽鼓管特点

　　儿童咽鼓管与成人的相比更接近水平位，且管腔较短，内径较宽（图 1-5）。有学者发现，4 岁儿童的咽鼓管鼓室口和咽口连线的长度已经达到和成人相同的程度。这和儿童头围的生长发育一致。然而，咽鼓管的实际长度在之后的半年至一年中仍在增长。进一步研究发现，骨性段在增长过程中始终处于咽鼓管鼓室口和咽口连线上，而软骨段的增长较骨性段更多，并且逐渐偏离这条连线，从而使得咽鼓管变得弯曲[5]。有学者对 54 名分泌性中耳炎患儿和 50 名正常儿童进行了咽鼓管 CT 重建，两组儿童咽鼓管与 Reid's 平面的角度均随年龄增长而增大，并且分别在 7.5 岁（病例组）和 7.7 岁（对照组）后该角度与成人的相同；而长度方面，鼓室口和咽口连线的距离同样随年龄增长而增长，在 3 ~ 4 岁时增长幅度最大，分别在 6.8 岁（病例组）和 7.7 岁（对照组）长度与成人相同[6]。

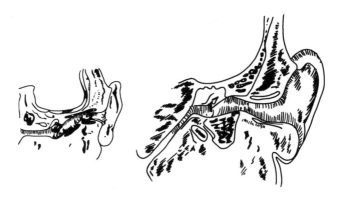

图 1-5　儿童（左）和成人（右）咽鼓管比较

（三）咽鼓管功能及障碍

咽鼓管可调节中耳气压，它连通鼓室和鼻咽部，是两者间的空气通道，可使中耳内气压与大气压得到平衡。它还通过黏膜成分交换血管黏膜内的血红蛋白，通过纤毛运输将黏液从中耳运输至鼻咽部。儿童的咽鼓管非常窄，常由于感染或过敏导致的黏膜肿胀而出现阻塞。咽鼓管阻塞使中耳内的黏膜气体交换处于相对的真空状态，这使黏膜分泌物和中耳渗出物增多。由于咽鼓管的功能障碍，产生真空状态可以压制咽鼓管肌肉的作用而关闭软骨管道，中耳的黏液无法运输至鼻咽部，结果中耳的持续渗出使鼓膜被固定，震动受阻而导致听力丧失。这种情况还可为细菌繁殖提供一个理想的环境，导致急性中耳炎的发生。

四、咽部淋巴环

咽部有丰富的淋巴组织，如淋巴滤泡、淋巴结及扁桃体（此为组织学层面的扁桃体，包含咽扁桃体、腭扁桃体、咽鼓管扁桃体等）。在咽部黏膜中，大量淋巴细胞聚集成团，形成淋巴滤泡；而无数淋巴滤泡在某些部位汇聚形成团块状的淋巴组织，称扁桃体。由淋巴细胞和网状组织构成淋巴结。扁桃体与淋巴结不同之处在于前者缺乏淋巴窦和输入管。上述淋巴组织在咽部形成咽部淋巴环（图1-6），分为内环和外环。内环由扁桃体及淋巴滤泡等淋巴组织成环状排列在呼吸道及消化道的进口处构成，即咽扁桃体（腺样体）、扁桃体（腭扁桃体）、咽鼓管扁桃体、舌扁桃体、咽侧索、咽后壁淋巴滤泡以及口咽部黏膜层散在的淋巴组织。内环的淋巴组织在儿童期发育旺盛，各淋巴组织体积较大，3~10岁时特别显著，青春期后开始退化。外环由咽后淋巴结、下颌角淋巴结、下颌下淋巴结、颏下淋巴结组成。内、外环各自内部的淋巴组织相互通连，且内环淋巴流向外环，互相之间均以淋巴管相通。外环淋巴又流向颈外侧上深淋巴结及颈外侧下深淋巴结。因为椎前淋巴结与所有咽部淋巴间接相通，所以在临床上与舌根及咽部肿瘤的关系特别紧密。另外，舌根部、软腭、鼻咽部的淋巴管可通向双侧，故这些部位的恶性肿瘤可能出现对侧淋巴结转移。了解咽淋巴环的组成及交通对咽部疾病的诊断、治疗和预后具有重要意义。

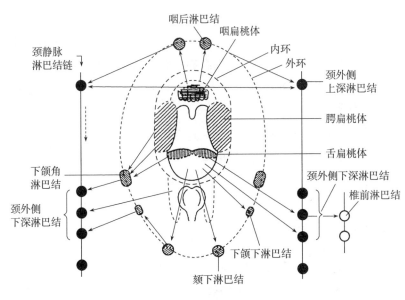

图 1-6　咽部淋巴环

五、腺样体相关颅骨的解剖及生长发育

腺样体肥大所致呼吸异常与颅面生长发育异常的关系，一直是耳鼻咽喉科、口腔颌面外科和变态反应科等科室众多学者研究的热点问题。

（一）上颌骨、腭骨、下颌骨的解剖及生长发育

1. **上颌骨**　上颌骨是除下颌骨外最大的面颅骨，参与构成整

个上颌部、口腔顶的大部分、鼻腔外侧壁、眶底、部分颞下窝、翼腭窝、眶下裂和翼上颌裂。每个上颌骨有 1 体和 4 突，即颧突、额突、牙槽突和腭突。上颌体略呈锥体形，有前面、颞下（后）面、眶面和鼻面，其中央为上颌窦[1]。

上颌骨随年龄而变化，出生时上颌骨的垂直径小于横径和矢径。额突较明显，上颌骨体较牙槽突小，牙槽几乎到达眶底。随着牙槽生长发育和上颌窦的增大，成年人的垂直径达到最大。

2. 腭骨 腭骨位于鼻腔后部，在上颌骨和蝶骨翼突之间。参与构成鼻腔的底和侧壁、硬腭、眶底、翼腭窝、翼窝和眶下裂。每个腭骨形如"L"，有两板（水平板和垂直板）和三突（锥突、眶突和蝶突）。

腭骨随年龄而变化，出生时腭骨垂直板高度与水平板的宽度相等，但成年后高度几乎为宽度的 2 倍多。

3. 下颌骨 下颌骨是面部最大、最坚固且位置最低的骨，有一个水平弯曲凸向前的体和两个宽而向后上升的支。下颌体上有容纳下颌牙的牙槽突。下颌支上有冠突和髁突，髁突与颞骨连接形成颞下颌关节。

人出生后下颌骨随年龄变化。出生时下颌骨为两半，以纤维性颏联合连结，随着年龄增长从两侧下颌骨向中线骨化。1～3 岁，下颌骨两半在联合处自下而上连合，靠近牙槽缘的分离可能一直保留到 2 岁。下颌体的加长为三个附加牙齿提供了空隙。

在整个生长发育时期，下颌体高度的增加是在牙槽骨形成的基础上发生的，这与牙的发出和生长有关。下颌支髁突前缘骨质吸收，冠突后缘骨质沉积，且后者大于前者，由此完成下颌骨长度的增加。下颌骨宽度的增加由下颌骨外侧面的骨质沉积和内侧面骨质的吸收引起。与下颌骨体相比，下颌支尺寸增加主要发生在出生后和出牙时。

（二）颅骨、面部的正常生长发育

大脑、颅骨、眼和耳的发育早于身体其他部位。出生后，颅骨随着年龄增长而增厚，并向颅缝方向不断骨化。出生时的面部相对而言发育不完全，新生儿面颅相对较小，仅为颅骨的 1/8，是成年人的一半，新生儿面颅之所以小，是由于上颌骨和下颌骨处于初始状态、牙未萌出、上颌窦和鼻腔小。在儿童时期和青春期，特别是青春期，由于乳牙和恒牙萌出，鼻旁窦成形以及上颌骨和下颌骨的增长，面部会有很大改变。筛窦、眶腔和鼻腔上部几乎在 7 岁时才发育完成。眶和上鼻部的发育是由骨缝增大和面颅骨边缘沉积完成的。眶、鼻中隔和缝的发育，尤其是凶、颧上颌缝和翼上颌缝的发育，使上颌向下和向上增长。面部宽度的发育，第 1 年发生在下颌联合、腭中缝、鼻间和额缝，但这种发育在下颌联合和额缝于头几年的融合后减慢，甚至停止；有时腭中缝在成年后仍保留。此期面部的发育持续到青春期或更晚，与恒牙的萌出也有关系。大约在 2 岁末，面颅骨的膨大依靠面部骨、牙槽突和腭突表面的增加，上颌窦壁、硬腭上面和牙槽突唇面的吸收。翼突的并列和展开是由相应骨面的沉积和吸收完成的 [1]。

"腺样体面容"被认为是诊断腺样体肥大的一种标志性特征，与长期用口呼吸导致的颅骨、面部生长发育畸形密切相关。主要表现为上颌骨狭长，硬腭高拱变窄，牙齿外翻、排列不整、咬合不良，下颌下垂，唇厚、上唇上翘、下唇悬挂，外眦下拉，鼻唇沟变浅、变平。

参考文献

[1] STANDRING S. 格氏解剖学：临床实践的解剖学基础 [M]. 丁自海，刘树伟，译. 41 版. 济南：山东科学技术出版社，2017：691-726.

[2] 张亚梅，张天宇. 实用小儿耳鼻咽喉科学 [M]. 北京：人民卫生出版社，2011：297-315.

[3] 王启华. 实用耳鼻咽喉头颈外科解剖学 [M]. 北京：人民卫生出版社，2010：235-255.

[4] 黄选兆，汪吉宝，孔维佳. 实用耳鼻咽喉头颈外科学 [M]. 2版. 北京：人民卫生出版社，2008：287-296.

[5] ISHIJIMA K, SANDO I, BALABAN C, et al. Length of the eustachian tube and its postnatal development: computer-aided three-dimensional reconstruction and measurement study [J]. Ann Oto Rhinol Laryn, 2000, 109(6): 542-548.

[6] TAKASAKI K, TAKAHASHI H, MIYAMOTO I, et al. Measurement of angle and length of the eustachian tube on computed tomography using the multiplanar reconstruction technique [J]. Laryngoscope, 2007, 117(7): 1251-1254.

第二章

腺样体相关生理组织病理学

　　腺样体是咽部淋巴环的组成部分，其生理功能主要与免疫功能有关，推测其免疫功能与上呼吸道的防御功能相关。其淋巴细胞作用区域不确定，但很可能包括鼻腔、鼻咽部、咽鼓管和中耳、内耳等部位。对于腺样体抵御入侵微生物和抗原的机制，还需进一步地研究和阐明。

第一节　腺样体的相关生理学功能

一、腺样体的免疫功能

　　腺样体的解剖位置非常有利于淋巴细胞发挥免疫作用，腺样体的形态也扩大了其发挥免疫作用的面积，它约由 5 个深沟及近似左右平行排列的 6 个淋巴组织瓣组成，这些结构可将腺样体表面增大约 3 倍，含有抗体的鼻腔黏液可以向后流到面积较大的腺样体表面，通过其纤毛上皮而实现免疫作用。此外，鼻吸气时由空气所带来的抗原（主要为革兰氏阳性菌和肺炎病毒），可使腺样体表面的淋巴组织发挥免疫作用。

　　腺样体属淋巴上皮组织，能促进儿童免疫力的成熟。新生儿与生俱来的网状内皮系统尚未成熟，其淋巴成分尚未产生抗体。细菌与淋巴上皮器官表面的淋巴球接触后，在该器官和所属颈淋巴结内开始抗体形成的过程。儿童免疫功能尚未成熟，故咽部淋巴环的增大相对其周围器官要快得多。由此可以设想，腺样体的生理性肥大体现了免疫活动的增强，而其肥大的程度可能与儿童的免疫需求相关，若青春期免疫力完全成熟，由于免疫活动的介入，可抑制咽部淋巴环继续肥大，已经肥大的腺样体则可自行消退。故淋巴上皮器官如果存在明显发育不全，则特征性地表明了抗体缺乏综合征的存在。新生儿腺样体最初表现为位于鼻咽腔后上壁的被淋巴细胞浸润的小黏膜皱襞，腺样体沿着后鼻孔和软腭两个方向增长和肥大，这种腺样体生理性增大的程度与形状也有区别，可以不大，也可以很大。有时会发现一个腺样体几乎充满整个鼻咽腔，但并未引起鼻呼吸及咽鼓管功能的障碍，这只能用腺样体生理性肥大的形状和位置良好来解释。如果切除了生理性肥大的腺样体，可能会部分性地抑制患儿免疫力的成熟，同时失去腺样体表面大面积的纤毛上皮黏膜和无数的黏液腺，使鼻咽腔的功能受到不正常抑制，从而危害了鼻咽腔和整个呼吸道的健康 [1]。

人的腺样体主要被鳞状上皮覆盖，其隐窝较深部位有微皱褶细胞（又称 M 细胞）存在。尽管大多数上皮细胞都会避免抗原及微生物的进入，但 M 细胞能通过一种特殊的机制将大分子和颗粒移入上皮。有学者将切除的人腺样体组织在辣根过氧化物酶的溶液中培养，发现 10 分钟后，M 细胞的细胞质可观察到辣根过氧化物酶标记物，经过 30 分钟和 60 分钟的接触，在 M 细胞的细胞质中可观察到大量辣根过氧化物酶反应产物，在淋巴细胞的细胞质中可观察到少量标记物，而在柱状细胞的细胞质中仅能观察到极少量标记物，这表明 M 细胞的摄取能力最强。M 细胞是一种特化的抗原转运细胞，含有较短的微绒毛，较小的胞质囊泡，几乎不含溶酶体，这些结构适宜于摄取和运输来自腔道内的抗原物质，包括蛋白分子和颗粒物质（如病毒、细菌、小的寄生虫和微球体等）。M 细胞的基底外侧为口袋结构，其内有多种免疫细胞，如 T 淋巴细胞、B 淋巴细胞、树突状细胞和巨噬细胞。M 细胞的基底膜延伸到淋巴组织表皮深处，这样可以更好地与以抗原提呈细胞为主的其他细胞相关联。对于 M 细胞的认识大多以派尔集合淋巴结的观察为基础。基于整体结构和发生的相似性，很可能派尔集合淋巴结的 M 细胞与鼻咽淋巴组织的 M 细胞具有相似特点，但存在轻微差异。M 细胞的胞饮和内吞作用可高效摄取抗原，但因胞内仅含少量的溶酶体，所以对抗原不进行消化和加工，只对抗原进行运输，无抗原提呈作用。M 细胞独有的结构，如短微绒毛和厚糖被、一些微生物受体的显著表达及优先与 IgA 型抗体的结合，为病原体的进入提供了通道。于是，M 细胞作为与外环境的通道，通过转吞作用为免疫细胞传递抗原物质，以便后续抗原特异性免疫应答的诱导 [2]。有学者 [3] 通过对无菌环境以及正常环境下培养的大鼠鼻黏膜相关淋巴组织中 M 细胞做对比，客观有效地证明了其通过特有的细胞动力学机制运输抗原的能力，他们发现，一般环境下的大鼠较无菌环境下的大鼠 M 细胞数量明显增多，并且 M 细胞更具有变异性。另外，鼻黏膜相关淋巴组织和肠黏膜相关淋巴组织的 B 细胞可与 M 细胞相互作用，接受 M 细胞转运的抗原刺激，快速应答产生抗体。有学者用几种凝集素作用于仓鼠的鼻相关淋巴组织，发现只有 Griffonia simplicifolia 凝集素特异性标记 M 细胞表面糖基，这一发现或许能为药物或疫苗与鼻部淋巴组织特异性结合提供靶点，也有可能通过这一特异的凝集素阻止病原体的吸收 [4]。

小儿免疫功能发育阶段刮除腺样体很可能会影响其免疫功能，李卫红等 [5] 对 59 例行腺样体刮除术的患儿进行微生物学和免疫学的研究，结果显示：观察组患儿在行腺样体刮除术前，血清 IgA、IgG 水平明显高于对照组，血清 IgM、IgE 无显著差异，观察组 18 例患儿术前 1 周血清 IgA、IgG 水平较术后 2 ~ 4 周降低。术后 1 年随访患儿 52 例，发生呼吸道感染次数为（5.6 ± 2.5）次 / 年，其中 13 例有支气管肺炎病史，16 例出现气管炎、支气管炎，发生下呼吸道感染比例为 55.8%，高于术前。腺样体肥大患儿血清 IgA 和 IgG 水平高于正常儿童，特别是腺样体肥大合并急慢性扁桃体炎、分泌性中耳炎以及慢性鼻窦炎的患儿，血清 IgA 和 IgG 水平明显高于正常儿童，说明腺样体作为具有特定解剖结构的黏膜淋巴组织参与了呼吸道的局部免疫，在外源性细菌反复刺激下生成 IgA 和 IgG，从而发挥抗感染、中和毒素及免疫调节的作用。有学者发现，手术切除扁桃体和腺样体的个体对口服脊髓灰质炎疫苗所产生的特异性抗体应答降低，从而说明扁桃体和腺样体与脊髓灰质炎的免疫具有相关性 [6]。有观点认为，6 岁以下儿童腺样体内的淋巴组织发育最明显，参与体内免疫活动相应活跃，不宜过早切除腺样体，以免影响这一免疫器官发挥重要作用 [5]。

二、腺样体表面分泌物的研究

腺样体表面分泌物中的白细胞具有免疫及细胞防御功能。已有学者报道，在急性腺样体炎时，腺样体组织中没有发现细菌，而在其表面和隐窝的分泌物中查到了大量细菌。Ebenfelt 等 [7] 观察腺样体表面分泌物时发现，在急性感染开始时，分泌物中可见大量细菌以及粒细胞，其中许多粒细胞正在进行免疫吞噬，在治愈过程中细菌和粒细胞明显减少，粒细胞的吞噬作用仅局限于某一区域，程度明显减轻，从而推测出急性腺样体炎时，其炎症基本存在于表面分泌物中。Ivarsson 等 [7] 为了阐明腺样体表面分泌物中的白细胞具有免疫功能，在切除腺样体的儿童腺样体位置表面和成人相应区域收集标本，并利用免疫组织化学染色法鉴别 B 淋巴细胞、T 淋巴细胞、巨噬细胞，发现儿童标本中有大量白细胞，其中大多数为单核细胞，成人标本中可见中等量上皮细胞和少量粒细胞。进一步鉴别粒细胞发现，儿童标本中 B 淋巴细胞、T 淋巴细胞和巨噬细胞同时存在，这些细胞是免疫应答的必需细胞。

以往有实验以扁桃体组织混悬液为研究对象进行细菌学研究，表明细菌已侵入扁桃体和腺样体的组织中，但是由于这两个组织都被多数隐窝所分隔，用于细菌培养的组织混悬液已被来自其表面和隐窝内的细菌污染，故研究结果并不可取。有学者则使用染色法直接识别组织标本中的细菌，发现扁桃体组织中并没有细菌，而在隐窝分泌物中有大量细菌，因此认为急性腺样体炎时并不都意味着淋巴组织的细菌感染，感染主要局限在表面分泌物中，并引起淋巴组织的反应性炎症 [7]。

第二节　腺样体正常组织学结构

腺样体的外侧面和下面主要由假复层纤毛柱状上皮覆盖，其中也有散在的斑片状非角化复层鳞状上皮。其上面以结缔组织单侧被膜与蝶骨膜、枕骨膜相隔，腺样体内的纤维性支架也固定于该被膜。纤维性支架由网状的Ⅲ型胶原纤维组成，它支持类似于扁桃体内的一种淋巴样实质。腺样体基质与扁桃体及咽鼓管扁桃体相同，均为淋巴网状结构，切下的腺样体显微结构也可看到表皮聚集的淋巴细胞。

鼻咽上皮排成一串黏膜皱襞，其周围淋巴样实质被编入滤泡和滤泡外区域，由单侧被膜发出的结缔组织小隔穿入淋巴样实质，将腺样体分为 4~6 叶，在小隔的结缔组织内有浆液黏液性腺体，其导管穿过实质直达鼻咽表面，其纵槽内的大量黏液腺开口分泌黏液，有清洁纵槽的作用 [8]。腺样体与咽壁之间无纤维组织包膜，所以行腺样体切除术时不容易彻底切除 [9]。

第三节　腺样体肥大病理学改变

腺样体肥大的病理改变与慢性增生性扁桃体炎相似，有慢性炎症反应的表现，黏膜下淋巴组织增生，淋巴滤泡增多，淋巴细胞浸润，嗜酸性粒细胞增多，血管壁增厚，纤维结构肿胀增生，腺样体体积增大，表面黏膜常由柱状纤毛上皮转化为鳞状上皮，纤毛消失。腺样体近后鼻孔处较厚，至鼻咽后壁则渐薄，有时可堵满鼻咽腔或堵塞后鼻孔。腺样体的大小并无标准，相关临床症状与其所占鼻咽部的比例有关，同样大小的腺样体，有的个体可引起症状，有的则无影响。肥大的腺样体可帮助腭裂及软腭功能不全的患儿关闭鼻咽腔，避免开放性鼻音的出现 [10]。

有研究认为，当腺样体出现肥大现象时会增加其组织中的M 细胞、树突状细胞、巨噬细胞、浆细胞、肥大细胞以及淋巴细胞的数量，当人体的上皮组织出现损坏时，外源性抗原就会通过其破损区直接与淋巴细胞接触，从而导致免疫反应的加重 [11]。

参考文献

[1] 王建刚. 由临床观点来探讨咽扁桃体的生理和病理反应 [J]. 国外医学：耳鼻咽喉科学分册, 1980（1）: 29-30.

[2] FUJIMURA Y. Evidence of M cells as portals of entry for antigens in the nasopharyngeal lymphoid tissue of humans [J]. Virchows Arch, 2000, 436(6): 560-566.

[3] JEONG KIL, SUZUKI H, NAKAYAMA H, et al. Ultrastructural study on the follicle - associated epithelium of nasal - associated lymphoid tissue in specific pathogen - free (SPF) and conventional environment - adapted (SPF - CV) rats [J]. J Anat, 2000, 196(3): 443-451.

[4] TAKATA S, OHTANI O, WATANABE Y. Lectin binding patterns in rat nasal-associated lymphoid tissue (NALT) and the influence of various types of lectin on particle uptake in NALT [J]. Arch Histol Cytol, 2000, 63(4): 305-312.

[5] 李卫红, 叶京英, 鲁辛辛. 腺样体肥大儿童体液免疫水平的研究 [J]. 北京医学, 2005, 27（8）: 480-481.

[6] 何维. 医学免疫学 [M]. 北京：人民卫生出版社, 2010: 159-160.

[7] 顾之燕. 耳鼻咽喉科变应性和免疫性疾病 [M]. 天津：天津科学技术出版社, 2000: 110-112.

[8] STANDRING S. 格氏解剖学：临床实践的解剖学基础 [M]. 39 版. 北京：北京大学医学出版社, 2008: 697-708.

[9] 郭庆生, 赵芹芳, 杨春辉. 内窥镜下经鼻、口联合电动吸割行腺样体切除术 [J]. 中国医药导报, 2008（18）: 157.

[10] 闫承先. 小儿耳鼻咽喉科学 [M]. 天津：天津科学技术出版社, 1985: 268-270.

[11] 柳庆君, 张玲燕, 蔡艳, 等. 腺样体切除术对儿童免疫功能的影响分析 [J]. 中国保健营养, 2012, 22（14）: 2480-2481.

第三章

腺样体肥大病因及流行病学

　　腺样体肥大是儿童期最常见的上呼吸道疾病之一，尤其学龄与学龄前儿童发病率最高。引起腺样体肥大的因素主要是病菌感染，也有其他因素，如变态反应、食物不耐受、胃食管反流和咽喉反流等。

第一节　病　因　学

腺样体肥大究竟是生理性肥大，还是一种病理性状态，一直存在争论。有学者认为腺样体肥大是生理性肥大，即机体对新接触的病原体的生理反应，但这并不能解释腺样体大小的差异及腺样体持续肥大的机制。很多研究指出，腺样体肥大是由于其自身作为淋巴器官接受各种免疫刺激，产生免疫应答而导致自身的肥大；另有研究指出，腺样体驻留大量的微生物，这些微生物刺激腺样体组织产生免疫反应而最终导致腺样体肥大。如 Koch 等[1] 研究证实，特殊的细菌或病毒可造成长期的抗原刺激，使淋巴细胞增生，从而导致腺样体肥大。

人类正常的呼吸道黏膜上寄居着大量的微生物，正常情况下机体内各种微生物保持一个相对稳定的状态而不致病，但当患者机体免疫功能异常和 / 或存在大量微生物感染时，可导致局部或全身的疾病。腺样体通常被人们认为是细菌隐聚的场所，致病菌可以在腺样体上形成菌落，首先黏附于黏液表面，进而避开黏液纤毛系统的清除，而且可以迅速生长、繁殖而存留于黏膜表面，最终导致多种疾病的发生。研究表明，很多细菌、病毒，以及支原体、衣原体等都可能是导致腺样体肥大的病因。

一、细菌学

正常情况下人类的上呼吸道寄居着大量微生物，这些微生物主要为细菌、病毒等，其中细菌主要为甲型溶血性链球菌、肺炎链球菌、酿脓链球菌、金黄色葡萄球菌、凝固酶阴性葡萄球菌、表皮葡萄球菌、棒状杆菌、白假丝酵母菌、干燥奈瑟菌、革兰氏阴性杆菌、铜绿假单胞菌、鲍曼不动杆菌等。其中大多链球菌为正常菌群，甲型溶血性链球菌常寄居于口腔、鼻腔、咽喉；5%～10%的正常人上呼吸道中可携带肺炎链球菌，在化脓性球菌中，肺炎链球菌的致病力仅次于金黄色葡萄球菌，极少对青霉素类抗生素产生耐药性；酿脓链球菌具有极强的致病力，能引起各种化脓性感染。健康人可携带葡萄球菌属致病菌株，鼻咽部带菌率一般为20%～50%，其中金黄色葡萄球菌为凝固酶阳性菌，毒力最强，是重要的致病菌；凝固酶阴性葡萄球菌是人体皮肤黏膜的正常菌群之一，包括表皮葡萄球菌、腐生葡萄球菌等，在凝固酶阴性葡萄球菌的感染中，表皮葡萄球菌感染较常见。棒状杆菌属，除白喉棒状杆菌外，通常分布于人和动物的鼻腔、咽喉、外耳道、外阴和皮肤，一般无致病性。白假丝酵母菌是条件致病性真菌，存在于人的口咽部、肠道和阴道黏膜上。干燥奈瑟菌和不动杆菌属均属于奈瑟菌属，干燥奈瑟菌为鼻咽部黏膜上的正常菌群之一，不动杆菌属亦可存在于健康人的皮肤，临床最常见的不动杆菌是鲍曼不动杆菌。

　　腺样体的菌群分布具有一定的特点，诸多学者对此进行了研究。Gabriella 等 [2] 研究显示，腺样体表面与腺样体实质中菌群的分布无明显差异，主要的需氧性细菌均为肺炎链球菌、流感嗜血杆菌及卡他莫拉菌，厌氧性细菌均为消化链球菌、产黑素普雷沃菌属及梭形杆菌属。Elwany 等 [3] 研究也发现，主要菌群在儿童腺样体实质中与相对应的腺样体表面比较无明显的差异性。而 Torretta 等 [4] 通过研究发现，73.8% 鼻咽拭子存在细菌生物膜，但该细菌生物膜仅存在于 69.1% 腺样体组织中。上述研究均显示，腺样体黏膜表面分泌物与实质中微生物的分布无明显的差异性，但是个别细菌菌属分布具有明显的差异。

　　国内外对术后切除的腺样体组织进行细菌培养及鼻咽部咽拭子细菌培养，发现主要菌群有肺炎链球菌、流感嗜血杆菌、金黄色葡萄球菌及部分病毒。部分腺样体肥大的细菌培养为阴性，但腺样体表面分泌物及组织的病毒检出率很高。

　　Marzouk[5] 对 207 例确诊为慢性腺样体炎患儿中的 198 名做了

鼻咽部细菌培养（119 名男性，79 名女性，平均年龄 3.7 岁），培养中最常见的菌群为青霉素敏感的肺炎链球菌（40 例，占 20.2%）、中度耐药或耐青霉素的肺炎链球菌（26 例，占 13.1%）、莫拉克斯氏菌属（27 例，占 13.6%）、流感嗜血杆菌（57 例，占 28.8%）、中度耐药或耐青霉素的金黄色葡萄球菌（26 例，占 13.1%）。分离出的金黄色葡萄球菌中有 13.3% 对甲氧西林耐药。但仍有 26 例患儿（13.1%）培养基的结果为阴性，这表明细菌刺激不是引起腺样体肥大的唯一因素。

二、病毒学

与腺样体肥大相关的病毒病原体包括 EB 病毒（EBV）、巨细胞病毒（CMV）、腺病毒、单纯疱疹病毒、副流感病毒和鼻病毒等。

（一）EB 病毒

EB 病毒（Epstein-Barr virus，EBV），又称人类疱疹病毒 4 型，属疱疹病毒科，自然宿主是人，主要经口 – 口传播，亦可经飞沫或输血传播，对人体的 B 淋巴细胞、咽上皮细胞和唾液腺细胞有亲和力。EB 病毒感染机体后，首先侵及淋巴细胞，当 B 淋巴细胞受 EB 病毒攻击后发生抗原性改变，进一步引起 T 淋巴细胞防御性反应，很快形成细胞毒效应，以杀伤带 EB 病毒的 B 淋巴细胞[6]。EB 病毒是疱疹病毒科亚科中唯一能引起人类感染的淋巴滤泡病毒，它具有嗜 B 淋巴细胞特性，能将 B 淋巴细胞转化为干细胞，从而进入永生化状态。

EB 病毒感染可引起传染性单核细胞增多症、器官移植及艾滋病感染等免疫功能降低后的淋巴增生性疾病、淋巴瘤和鼻咽癌等疾病[7]。

国内有学者研究发现，EB 病毒感染除引起传染性单核细胞增多症外，可累及全身多个系统，引发临床表现各异的不同类型疾病，其中以呼吸道感染为多见，可表现为一般的上呼吸道感染症状，亦可累及下呼吸道，表现为支气管炎或肺炎[8]。其他相关性疾病包括淋巴结炎、扁桃体炎、川崎病、噬血细胞综合征、镜下血尿、病毒性脑炎、病毒性心肌炎、恶性淋巴瘤、溃疡性口腔炎、血小板减少性紫癜、恶性网状细胞增多症和肝炎等[9-10]。

EB 病毒既可以在体外引起淋巴细胞增生，又与人体头颈部淋巴组织疾病有着极强的相关性。腺样体是一种免疫器官，随着病毒、细菌、过敏和未知刺激的反复感染而扩大，最后一种情况被称为特发性良性增生。众所周知，EB 病毒对口腔和鼻咽区域具有嗜性，这与淋巴细胞增生有关。全世界 90% 以上的人口都携带EBV。口咽上皮细胞作为 EBV 储存库的观点已经被提出。

许多作者使用不同的方法，如 ELISA、PCR（聚合酶链反应）、免疫组织化学和原位杂交，描述了上气道中 EBV 的存在[11-14]。Niedobitek 等[15]表明，EBV 攻击 B 淋巴细胞，B 淋巴细胞是传染性单核细胞增多症患者的主要感染目标。Takimoto 等[16]在鼻咽部观察到少量 B 淋巴细胞作为 EBV 的储存库，比较了疑似鼻咽癌患者的组织样本和腺样体的非肿瘤组织样本。

Endo 等[17]研究发现，腺样体中的 EBV 具有很高的阳性水平。在 12 ~ 24 个月的儿童组腺样体组织中 EBV 阳性的比例为 34.3%，25 个月以上儿童组的腺样体组织中 EBV 阳性的比例为 72.9%，是其两倍还多。腺样体的 EBV 阳性率（57.5%）高于扁桃体（29.4%）。

巴西学者 Endo 等对 EB 病毒感染与慢性扁桃体炎和腺样体肥大发病机制的研究堪称经典。Endo 等通过原位杂交技术研究发现：在儿童的扁桃体组织中，85 例患儿有 25 个（29.4%）EBER RNA（EBV-encoded ribonucleic acid，与 EBV 相关的编码核糖核酸）呈阳性反应[18]，从而认为 EB 病毒可以在扁桃体组织中复制，并且与复发性扁桃体炎、扁桃体肥大、腺样体肥大有密切关系[17]。在儿童腺样体组织中，在 21 例年龄组为 12 ~ 24 个月的儿童中，EB

病毒阳性率为33%。在50例年龄组为25个月至13岁的儿童中，EB病毒阳性率为72%，所有年龄组儿童总的EB病毒阳性率为61%，同时在大部分病例中EB病毒阳性的细胞都是CD20（cluster of differentiation-20，白细胞分化抗原中的B细胞分化抗原）阳性，即使一小部分EB病毒阳性的细胞没有任何淋巴细胞标志物，但是它们也没有任何一个是CD3（白细胞分化抗原中的T细胞分化抗原）、CD56（白细胞分化抗原中的神经细胞黏附分子分化抗原）或CD57（白细胞分化抗原中的抗原性低聚糖）阳性。研究发现，EB病毒在儿童腺样体肥大组织中的阳性率是11.9%，在儿童慢性腺样体炎中的阳性率是13.3%，由此认为，EBV在儿童腺样体肥大和慢性腺样体炎中有较高的感染率，同时认为患儿EBV感染与儿童腺样体肥大和慢性腺样体炎的发生发展有潜在关联。

有学者[19]对72份切除后的腺样体组织进行PCR分析，结果显示：急性腺样体肥大组与慢性腺样体肥大组中，疱疹病毒DNA阳性所占比例分别为33.3%和36.6%。该研究反映了疱疹病毒在切除组织中有很高检出率，并提示疱疹病毒与儿童腺样体肥大存在一定的关系。Endo等研究发现，2~15岁组（48例）腺样体肥大患儿术后的腺样体组织EB病毒感染率几乎是1~2岁组（32例）的2倍，因而认为随着年龄的增长越容易感染EB病毒[20]。考虑可能是由于患慢性扁桃体炎、腺样体肥大的患儿自身抵抗力较差，学龄组患儿接触的人明显多于学龄前组，导致感染EB病毒的机会增加。

（二）巨细胞病毒

巨细胞病毒（cytomegalovirus，CMV）和EB病毒均属于人类疱疹病毒组的DNA病毒，也称为人类疱疹病毒5型。CMV的主要靶细胞是上皮细胞、单核细胞和淋巴细胞[21]。上皮细胞对巨细胞病毒高度易感，故呼吸道、泌尿道、胃肠道的上皮层既是病毒侵入机体的重要部位，又是机体经体液释出病毒的场所，常可从患者的唾液和尿液中检得病毒。内皮细胞也极易受巨细胞病毒感染，由于内皮细胞是组织和血液循环的界面，被感染的内皮细胞可能参与病毒的血源性传播。被感染的内皮细胞还可经提呈抗原和白细胞黏附，帮助引导免疫反应至感染局部。巨细胞病毒的组织嗜性与宿主的年龄和感染状况有关。在胎儿和新生儿期，神经细胞和唾液腺对巨细胞病毒最为敏感，网状内皮系统也常受累；年长儿和成人，免疫功能正常时，无论原发或再发感染，病毒多局限于唾液腺和肾脏，而少数原发症状性感染者可累及淋巴细胞。在免疫抑制个体，肺部最常被侵及，并常造成广泛组织、器官的播散型感染。

一些调查研究发现，腺样体肥大（adenoid hypertrophy，AH）和慢性腺样体炎（chronic adenoiditis，CA）患儿的腺样体组织中存在单纯疱疹病毒、EB 病毒和巨细胞病毒 [19, 22-23]。

Lomaeva 等 [24] 对 144 名腺样体肥大的患儿进行研究，在 81 名（56%）儿童的腺样体组织中检测到至少一种病毒，其中有 31 例（38.3%）感染了一种以上的疱疹病毒。CMV 感染 21 例（14.5%），认为 CMV 感染的存在对腺样体肥大的发展有影响。

研究表明，巨细胞病毒可能与扁桃体、腺样体肥大的发生、发展有一定的关系。巨细胞病毒对机体的感染与年龄没有相关性，主要与机体的免疫状态有关，免疫功能低下的人群比较易感。

（三）腺病毒

腺病毒（adenovirus）属于腺病毒科，是一种无外壳的双链 DNA 病毒，因此可以直接作用于宿主细胞。腺病毒有 47 种亚型对人体致病，分布十分广泛，传播以粪 - 口为主要途径，也可通过呼吸道或污染物品传播。腺病毒能引起人类呼吸道、胃肠道、泌尿系及眼的疾病，少数对动物有致癌作用。

腺病毒被认为是导致急性呼吸道感染的病因，大量研究表明，扁桃体和腺样体的淋巴细胞是腺病毒持续存在的重要部位。腺病毒的 DNA 存在于扁桃体和腺样体的 T 淋巴细胞中 [24]。

Proenca-Modena 等 [25] 对 180 例慢性腺样体、扁桃体疾病患者进行研究，95 例（52.8%）通过实时荧光定量 PCR 在腺样体和 / 或扁桃体中检测到腺病毒。在 95 例患者中，有 43 例（45.3%）在腺样体组织和扁桃体组织中同时发现腺病毒。本研究通过免疫组化在 4 名患者的腺样体上皮层中检测到腺病毒抗原，表明来自扁桃体组织的上皮细胞在病毒传播之前构成了病毒增殖的位点。在 1 名患者的淋巴实质中检测到腺病毒抗原，表明除上皮细胞外，其他细胞可以在扁桃体组织中维持腺病毒复制。

（四）鼻病毒

鼻病毒（rhinovirus）属于 RNA 病毒科，是人类病毒中血清型最多的病毒，也是导致人类病毒性呼吸道感染的最常见病原体。

鼻病毒的主要传染源是患者及病毒携带者，主要经过呼吸道传播。有研究表明，鼻病毒可直接通过飞沫传播[26]。人对鼻病毒普遍易感，感染后可获得一定程度的免疫力，各种血清型之间可有部分交叉免疫。但由于存在 100 多种不同的鼻病毒血清型，导致既往感染不能产生完全免疫，仍可由未感染过的血清型导致再感染[27]。鼻病毒的感染以儿童为主，尤以 4 岁以前的年幼儿多见，感染率会随年龄增长而下降[28]。

Rihkanen 等[29] 收集了 56 份因复发性中耳炎或腺样体肥大切除的腺样体组织样本，在 45% 的样本中发现了鼻病毒的存在。

其他病原，如支原体、衣原体等，都可能在腺样体肥大的发病中发挥作用，但还需要更多的研究证实。

三、变态反应

有学者研究发现，患有变应性疾病的儿童，尤其是对尘螨致敏的变应性鼻炎患儿，其患腺样体肥大的概率更高[30]，季节性变应性鼻炎患儿在变应原暴露季节腺样体的体积增大[31]。另一研究也发现，腺样体肥大儿童的变应原皮肤点刺试验阳性率高达 70.3%[32]。

黄雪琨等[33]对 111 例腺样体肥大儿童的血清进行研究，发现腺样体肥大儿童血清中变应原特异性 IgE 阳性率为 58.6%，变应原阳性由高到低的顺序为尘螨（32.43%，36 例）、猫毛狗毛（16.22%，18 例）、真菌（14.14%，16 例）、蟑螂（11.71%，13 例），变应原阳性组腺样体肥大程度重于变应原阴性组，提示变态反应在儿童腺样体肥大发病中可能起着重要的作用。

有研究对腺样体切除患儿直系亲属进行了变态反应家族史调查，通过对变应性鼻炎、过敏性哮喘和变应性皮炎史的询问及数据分析，得出过敏性家族史可预测儿童腺样体肥大的结论[34]。

四、食物易感性

临床发现，腺样体肥大患儿忌食食物不耐受检测阳性的食物后，多数临床症状有明显改善或消失，因此考虑腺样体肥大与食物不耐受有相关性[35]。

有学者[36]对 111 名腺样体肥大患儿进行了观察，其中 30 名为无过敏史、无腺样体肥大的对照组，研究结果显示：①腺样体肥大组食物不耐受检测阳性率高于对照组；②两组儿童食物不耐受的程度不同；③腺样体肥大和食物不耐受的食物类型及不耐受程度高低无关；④日常的 14 种食物中，食物不耐受三大高频食物为鸡蛋、牛奶、鳕鱼。由此提示，食物不耐受是腺样体肥大的可能原因。

食物不耐受是机体免疫系统对特定的食物、食物成分的异常免疫反应，为 IgG 介导的迟发型过敏反应[37]，可发生于各个年龄阶段。由于引起食物不耐受的多是日常食物，且其症状无特异性，这就造成了食物不耐受相关疾病病因的隐蔽性。食物不耐受引起腺样体肥大的可能机制为：①当人体摄入食物不耐受检测阳性的食物时，这些食物可能会引起机体免疫系统的一系列反应，腺样体作为人体的免疫器官之一也会发生一系列免疫反应，形成免疫复合物；②沉积于毛细血管基膜的中等分子复合物固定并激活补体，产生生物活性递质，导致腺样体组织损伤及炎症反应，这种免疫损伤不断累积，最终引发腺样体肥大；③免疫复合物沉积于肾小球基膜，影响肾脏功能，间接导致鼻咽部体液循环障碍，腺样体肿胀增大。

食物不耐受对人体的影响不是速发性的，而是一个慢性积累的过程，与食物过敏两者不同（见表 3-1）[38]。食物不耐受引起的过敏反应，多起病隐匿，而且涉及的食物较多，在忌食不耐受食物以后，患者症状多能消失，但在一般情况下，患者很难自行发现敏感食物；而传统意义的过敏，发作较迅速，涉及的食物往往较少，患者能够自行发现导致过敏的食物，IgE 检测及皮肤实验均为阳性，但多为长期过敏。

表 3-1　食物不耐受与食物过敏鉴别表

鉴别要点	食物不耐受	食物过敏
发作特点	迟发型反应	速发型反应
发病时间	进食后 24～120 小时出现	一般为进食后几分钟
发病率	45%（人群）	1.5%（人群）
发病人群	各个年龄段的人群	儿童较多，成人较少
临床表现	全身各个系统	皮肤表现为主
疾病类型	慢性病	急性病
发病机制	IgG 介导的Ⅲ型变态反应	IgE 介导的Ⅰ型变态反应
诊断难易	起病隐匿，难以自我发现	发作迅速，易于自我发现
检测手段	特异性 IgG 抗体检测	IgE 检测
治疗措施	主要是调整饮食，尽量忌食食物不耐受检测阳性的食物，辅以药物、心理支持治疗	免疫及对症治疗
可治愈性	忌食 6 个月后，症状多能消除	多为长期过敏

五、胃食管反流和咽喉反流

胃食管反流（gastroesophageal reflux，GER），由于全身或局部因素引起食管下端括约肌功能不全，胃内容物流入食管而产生上消化道功能紊乱性综合征[39]。咽喉反流（laryngopharyngeal reflux，LPR），胃内容物反流至食管上括约肌以上的咽喉部，且随后到达头颈的其他部位，如口腔、鼻咽、鼻腔、鼻窦甚至中耳，从而产生上呼吸道功能紊乱[40]。两者作为两种独立的疾病，可同时存在，也可独立存在。小儿 GER 以新生儿和婴幼儿发病最多，约占 50%[41]。

有学者认为 GER 和 LPR 有可能是腺样体肥大的病因之一。Keles 等[42]研究表明，腺样体肥大的患儿与正常人相比有更高的 GER 和 LPR 发生率。Mandell 等[43]研究发现，在小于 18 个月龄的因腺样体肥大而行腺样体切除术的婴儿中，同时患有食管炎（包括 GER、嗜酸粒细胞食管炎）的现象非常普遍。Carr 等[44]对婴幼儿腺样体肥大患儿研究发现，1 岁以下婴儿 GER 患病率为 88%，1 岁以上为 32%。同时，GER 和 LPR 也是腺样体二次切除的一个重要高危因素，腺样体切除术后出现腺样体再生长的小儿有高反流率[45-46]。

推测 GER 和 LPR 引起腺样体肥大的发病机制为胃酸、胃蛋白酶等反流物可能作为抗原刺激腺样体淋巴组织产生免疫应答[47]，从而导致腺样体增生。Ali 等[48]通过建立动物模型，证明反流的胃内容物中的胃酸与胃蛋白酶在对组织的损伤过程中起着协同作用，胃蛋白酶在强酸（pH 2～3）中有最佳的蛋白水解酶活性。也可能因胃蛋白酶引起陷窝上皮细胞损伤，继发细菌感染，从而激发免疫应答反应，导致腺样体肥大。近年来也有很多研究发现胃反流物中的幽门螺杆菌也是引起腺样体肥大的可能原因之一。腺样体可能是幽门螺杆菌的藏身之所，到达食管上括约肌的反流物同时也可能将幽门螺杆菌转移并定植到鼻咽淋巴组织中引起炎症反应，从而导致腺样体肥大[49]。

六、其他

国外有资料显示，缺锌可使人类胸腺、淋巴结重量明显减少，且使淋巴细胞减少、活力降低，同时影响体液免疫应答，从而引起腺样体的代偿性增生肥大。目前国内关于儿童体内微量元素水平变化与腺样体肥大之间关系的报道较少。王波涛等[50]检测腺样体肥大儿童血清中钙、铁、锌、铜、镁五种微量元素的含量，认为小儿腺样体肥大可能与血清中铜、钙元素水平升高及锌元素的缺乏有关。避免血清中钙、铜过高及适量补锌，可作为对腺样体肥大儿童早期干预的一种方法。

第二节　腺样体肥大的流行病学

腺样体肥大好发于 10 岁以下小儿，尤以 6 ~ 7 岁者最为多见，据文献报道，其发病率为 9.9% ~ 29.9%[51]。无明显性别差异，寒冷潮湿地区发生率较高，虽无明显季节性，但在冬、春季多易加重，近年来发病率呈逐年增高的趋势。

腺样体切除术的手术危险性已大幅下降，主要并发症是发热和出血；该手术可以减轻打鼾症状、程度，减少感染次数，但感染的严重程度有所加重，并且有调查表明腺样体、扁桃体切除后可造成体重增加。

Koycu 等[52]对 30 例 3 ~ 9 岁青春期前儿童在腺样体切除术或腺样体、扁桃体切除术后随访 6 个月，28 名年龄匹配的健康儿童作为对照组进行了同期随访。结果显示，腺样体扁桃体切除术可改善青春期前儿童的相对 BMI 并促进健康的体重增加，而不会增加体脂百分比。

肖勇等[53]对 23 个月期间收治的 65 例因重度鼾症生长发育不良的患儿作为研究对象，所有患儿均行鼻内镜下扁桃体、腺样体低温等离子消融术治疗，观察所有患儿治疗前、治疗后 6 个月、1 年生长发育中身高、体重达标情况。结果显示，术后 6 个月、1 年，身高、体重均达标率显著高于术前（$P < 0.05$）。结论：重度鼾症生长发育不良患儿行鼻内镜下扁桃体、腺样体低温等离子消融术后，可促进机体生长发育，有效改善患儿体重与身高。

Chee 等[54]对 27 个月中 405 例接受腺样体、扁桃体切除术或腺样体切除术的患者进行回顾性调查，目的是确定当地患者的发病特点和并发症发生率。受试者中，成人患者平均年龄为 23.8 岁，男女比例为 2 : 1。慢性扁桃体炎或腺样体炎是手术最常见的适应证，术后最常见的并发症是发热（20.0%）和出血（5.2%），男性患者的术后出血率较高。

Kay 等[55]对 2000—2005 年间的数据库进行了回顾性研究（文献涉及 108 个进行腺样体切除术的患儿），目的是评估单纯的腺样体切除（不联合扁桃体切除）对患儿上气道的影响。研究表明：患儿年龄增加 1 岁，腺样体切除术中切除扁桃体的术后相关风险度较术前降低 0.83 个点（95% 置信区间，0.78～0.88），并且腺样体切除会刺激扁桃体增大，使得患儿未来接受扁桃体切除术的可能性增加；单纯摘除腺样体后，扁桃体切除术的可能性会增加一倍。

Emerick 等[56]在 2006 年为确定腺样体切除术后复发率，对 42 例患者研究发现，24 名术后患者已确定出现腺样体切除术后复发的症状；10 名术后患者（42%）被确诊为咽鼓管扁桃体增生。当时出现腺样体肥大患者的平均年龄是 7 岁 2 个月，平均时间窗为腺样体切除术后 4 年零 2 个月。术后复发或出现腺样体残体的发病率为 54%。腺样体切除后引发的咽鼓管扁桃体增生的临床表现为鼻腔阻塞、阻塞性睡眠呼吸暂停、鼻窦炎、复发性中耳炎、分泌性中耳炎。影像学很难鉴别腺样体残体或术后复发与咽鼓管扁桃体增生，鼻内窥镜在鉴别方面更有临床意义。

2007年，意大利一项研究报道，儿童打鼾的发病率为10%，其中阻塞性睡眠呼吸暂停的发病率为2%~3%。Ameli等[57]为了排除腺样体肥大对打鼾的影响，给118名儿童行腺样体切除术，并通过血氧测量、畸齿矫正及嗓音评估，研究其术后3个月的睡眠改善度，结果显示，所有的术后患者呼吸暂停均有不同程度的改善。80.5%的儿童因手术获益；12.7%继续呈现轻微的症状；6.8%的儿童出现间断打鼾，但是没有呼吸暂停。术后6个月复查患儿血氧，没有明显变化。手术前后上气道阻塞程度没有明显变化。

参考文献

[1] KOCH R J, BRODSKY L. Effect of specific bacteria on lymphocyte proliferation in diseased and nondiseased tonsils [J]. Laryngoscope, 1993, 103(9): 1020-1026.

[2] FEKETE-SZABOA G, BERENYIA I, GABRIELLA K, et al. Aerobic and anaerobic bacteriology of chronic adenoid disease in children [J]. Int J Pediatr Otorhi, 2010, 74(11): 1217-1220.

[3] ELWANY S, EL-DINE A N, EL-MEDANY A, et al. Relationship between bacteriology of the adenoid core and middle meatus in children with sinusitis [J]. J Laryngol Otol, 2011, 125(30): 279-281.

[4] TORRETTA S, BOSSI A, CAPACCIO P, et al. Nasal nitric oxide in children with adenoidal hypertrophy: a preliminary study [J]. Int J Pediatr Otorhi, 2010, 74(6): 689-693.

[5] MARZOUK H. The utility of nasopharyngeal culture in the management of chronic adenoiditis [J]. Int J Pediatr Otorhi, 2012, 76(10): 1413-1415.

[6] RICKINSON A. Epstein-Barr virus [J]. Virus Research, 2001, 82(122): 109-113.

[7] GULLEY M L. Molecular diagnosis of Epstein-Barr virus-related diseases [J]. J Mol Diagn, 2001, 3(1): 1-10.

[8] 陈意振, 鲁莉萍. 应用 PCR 技术检测小儿呼吸道病原体的研究 [J]. 中国优生与遗传杂志, 1997, 5（6）: 44-45.

[9] 何时军，李昌崇. 感染相关性噬血细胞综合征的临床探讨 [J]. 小儿急救医学，2003，10（5）：289-291.

[10] 李中跃，楼金玕，陈洁. 儿童 EB 病毒感染首发症状及其相关疾病谱分析 [J]. 中华儿科杂志，2004，42（1）：20-23.

[11] IKEDA T, KOBAYASHI R, HORIUCHI M, et al. Detection of lymphocytes productively infected with Epstein-Barr in non-neoplastic tonsils [J]. J Gen Virol, 2000, 81: 1211-1216.

[12] VASSALLO J, BROUSSET P, KNECHT H, et al. Detection of Epstein-Barr virus in Hodgkin's disease [J]. Appl Immunohistochem, 1993, 1(3): 213-219.

[13] WU T C, KUO T T. Study of Epstein-Barr virus early RNA_1 ($EBER_1$) expression by in situ hybridization in thymic epithelial tumors of Chinese patients in Taiwan [J]. Hum Pathol, 1993, 24(3): 235-238.

[14] KOBAYASHI R, TAKEUCHI H, HIRAI K, et al. Detection of Epstein-Barr virus infection in the epithelial cells and lymphocytes of non-neoplastic tonsils by in situ hybridization and in situ PCR [J]. Arch Virol, 1998, 143(4): 803-813.

[15] NIEDOBITEK G, AGATHANGGELOU A, STEVEN N, et al. Epstein-Barr virus (EBV) in infectious mononucleosis: detection of the virus in tonsillar B lymphocytes but not in desquamated oropharyngeal epithelial cells [J]. Mol Pathol, 2000, 53(1): 37-42.

[16] TAKIMOTO T, TANAKA S, ISHIKAWA S, et al. The human nasopharynx as a reservoir for Epstein-Barr virus [J]. Auris Nasus Larynx, 1989, 16(2): 109-115.

[17] ENDO L H, SAKANO E, CAMARGO L A, et al. The EBV action in tonsils and adenoids [J]. Int Congr Ser, 2003, 1257(2): 263-267.

[18] ENDO L H, FERREIRA D, MONTENEGRO M C, et al. Detection of Epstein-Barr virus in tonsillar tissue of children and the relationship with recurrent tonsillitis [J]. Int J Pediatr Otorhi, 2001, 58(1): 9-15.

[19] KARLIDAĞ T, BULUT Y, KELEŞ E, et al. Presence of herpesviruses in adenoid tissues of children with adenoid hypertrophy and chronic adenoiditis [J]. Kulak Burun Bogaz Ihtis Derg, 2012, 22(1): 32-37.

[20] ENDO L H, VASSALLO J, SAKANO E, et al. Detection of Epstein-Barr virus

and subsets of lymphoid cells in adenoid tissue of children under 2 years of age [J]. Int J Pediatr Otorhi, 2002, 66(3): 223-226.

[21] CHEN S J, WANG S C, CHEN Y C. Antiviral agents as therapeutic strategies against cytomegalovirus infections [J]. Viruses, 2019, 12(1): 21.

[22] POKROVSKAYA E M, KHALIULLINA S V, ANOKHIN V A, et al. Optimization of treatment of lymphopharyngeal ring organ hypertrophy in children infected with herpes viruses [J]. Pract Med, 2020, 18(6): 133-137.

[23] SATO M, LI H, IKIZLER M R, et al. Detection of viruses in human adenoid tissues by use of multiplex PCR [J]. J Clin Microbiol, 2009, 47(3): 771-773.

[24] LOMAEVA I, AGHAJANYAN A, DZHAPARIDZE L, et al. Adenoid Hypertrophy Risk in Children Carriers of G-1082A Polymorphism of IL-10 Infected with Human Herpes Virus (HHV6, EBV, CMV) [J]. Life (Basel), 2022, 12(2): 266.

[25] PROENCA-MODENA J L, CARDOSO R DE SOUZA, CRIADO M F, et al. Human adenovirus replication and persistence in hypertrophic adenoids and palatine tonsils in children [J]. J Med Virol, 2019, 91(7): 1250-1262.

[26] MONTO S A. Epidemiology of viral respiratory infections [J]. Am J Med, 2002, 112(S6): 4-12.

[27] ROTBART H A, HAYDEN F G. Picomavirus infections: a primer for the praetitioner [J]. Arch Fam Med, 2000, 9(9): 913-920.

[28] FENDRIEK A M. Viral respiratory infections due to rhinoviruses: current knowledge, new developments [J]. Am J Ther, 2003, 10(3): 193-202.

[29] RIHKANEN H, CARPÉN O, ROIVAINEN M, et al. Rhinovirus in adenoid tissue [J]. Int J Pediatr Otorhi, 2004, 68(7): 903-908.

[30] MODRZYNSKI M, ZAWISZA E. An analysis of the incidence of adenoid hypertrophy in allergic children [J]. Int J Pediatr Otorhi, 2007, 71(5): 713-719.

[31] MODRZYNSKI M, ZAWISZA E. The influence of birch pollination on the adenoid size in children with intermiittent allergic rhinitis [J]. Int J Pediatr Otorhi, 2007, 71(7): 1017-1023.

[32] SADEGHI-SHABESTARI M, JAHBARI M Y, GHAHARRI H. Is there any

correlation between allergy and adenotonsillar tissue hypertrophy ? [J]. Int J Pediatr Otorhi, 2011, 75(4): 589−591.

[33] 黄雪琨，李鹏，杨钦泰，等. 儿童腺样体肥大血清中吸入性变应原特异性 IgE 分析 [J]. 中山大学学报（医学科学版），2013，34（5）：782−785.

[34] OLUSESI D A, UNDIE B N, AMODU E J. Allergy history as a predictor of early onset adenoids/adenotonsillar hypertrophy among Nigerian children [J]. Int J Pediatr Otorhi, 2013, 77(6): 1032−1035.

[35] 伊力哈木·依马木，张华. 56 例腺样体肥大患儿血清 14 种食物过敏原特异性 IgG 抗体的检测 [J]. 新疆医科大学学报，2010，33（8）：974−975，978.

[36] LI Y Q, SUN J, ZHANG H. The discussion on relationship between adenoids hypertrophy and food intolerance [J]. Journal of clinical otorhinolaryngology head and neck surgery, 2013, 27(12): 636−638.

[37] EYSINK P E, DE JONG M H, BINDELS P J, et al. Relation between IgG antibodies to foods and IgE antibodies to milk, egg, cat, dog and/or mite in a cross sectional study [J]. Clin Exp Allergy, 1999, 29(5): 604−610.

[38] 黎明. 略论食物不耐受检测意义 [J]. 四川医学，2010，31（5）：675−676.

[39] 张寅，许春娣. 小儿胃食管反流研究进展 [J]. 临床儿科杂志，2005，23（1）：57−59.

[40] BARDHAN K D, STRUGALA V, DETTMAR P W. Reflux revisited: advancing the role of pepsin [J]. Int J Otolaryngology, 2012, 2012: 646901−646913.

[41] 陈洁，黄晓磊，周雪莲，等. 小儿胃食管反流病 104 例临床分析 [J]. 中国实用儿科杂志，2002，17（2）：101−102.

[42] KELES B, OZTURK K, ARBAG H, et al. Frequency of pharyngeal reflux in children with adenoid hyperplasia [J]. Int J Pediatr Otorhi, 2005, 69(8): 1103−1107.

[43] MANDELL D L, YELLON R F. Synchronous airway lesions and esophagitis in young patients undergoing adenoidectomy [J]. Arch Otolaryngol Head Neck Surg, 2007, 133(4): 375−378.

[44] CARR M M, POJE C P, EHRIG D, et al. Incidence of reflux in young children

undergoing adenoidectomy [J]. Laryngoscope, 2001, 111(12): 2170−2172.

[45] DEARKING A C, LAHR B D, KUCHENA A, et al. Factors associated with revision adenoidetomy [J]. Otolaryngol Head Neck Surg, 2012, 146(6): 984−990.

[46] MONROY A, BEHAR P, BRODSKY L. Revision adenoidectomy-a retrospective study [J]. Int J Pediatr Otorhi, 2008, 72(5): 565−570.

[47] STAPLETON A, BRODSKY L. Extra-esophageal acid reflux induced adentonsillar hyperplasia: case report and literature review [J]. Int J Pediatr Otorhi, 2008, 72(3): 409−413.

[48] ALI M S, PARIKH S, CHATE P, et al. Bile acids in laryngopharyngeal refluxate: Will they enhance or attenuate the action of pepsin? [J]. Laryngoscope, 2013, 123(2): 434−439.

[49] KATRA R, KABELKA Z, JUROVCIK M, et al. Pilot study: Association between Helicobacter pylori in adenoid hyperplasia and reflux episodes detected by multiple intraluminal impedance in children [J]. Int J Pediatr Otorhi, 2014, 78(8): 1243−1249.

[50] 王波涛，张向红，梁建民，等. 腺样体肥大儿童血清微量元素含量的分析 [J]. 医学信息, 2008, 21（4）: 499−500.

[51] BOWER C M, GUNGOR A. Pediatric obstructive sleep apnea syndrome [J]. Otolaryngology Clin North Am, 2000, 33(1): 49−75.

[52] KOYCU A, AYDIN E, TULGAR KINIK S. Changes in body composition and growth pattern after adenotonsillectomy in prepubertal children [J]. Int J Pediatr Otorhinolaryngol, 2016, 81: 46−50.

[53] 肖勇，阮紫娟，林晓丽，等. 探析重度鼾症患儿低温等离子消融切除扁桃体、腺样体术后对身高、体重的影响 [J]. 医学食疗与健康, 2021, 19（7）: 69−70, 72.

[54] CHEE N W, CHAN K O. Clinical audit on tonsils and adenoid surgery. Is day surgery a reasonable option [M]. Ann Acad Med Singap, 1996, 25(2): 245−250.

[55] KAY D J, BRYSON P C. Rates and risk factors for subsequent tonsillectomy after prior adenoidectomy: a regression analysis [J]. Arch Otolaryngol Head Neck Surg, 2005, 131(3): 252−255.

[56] EMERICK K S, CUNNINGHAM M J. Tubal tonsil hypertrophy: a cause of recurrent symptoms after adenoidectomy [J]. Arch Otolaryngol Head Neck Surg, 2006, 132(2): 153-156.

[57] AMELI F, FABIO B, LUCIA S, et al. Adenotonsillectomy in obstructive sleep apnea syndrome. Proposal of a surgical decision-taking algorithm [J]. Int J Pediatr Otorhi, 2007, 71(5): 729-734.

第四章
腺样体肥大的临床症状

　　腺样体肥大可导致鼻腔、咽喉腔的症状，也可引发耳部病变和打鼾等一系列症状，严重的甚至导致面部发育畸形及全身症状[1]。

第一节　临 床 症 状

肥大的腺样体不同程度地阻塞后鼻孔，压迫咽鼓管周围，其表面附着的分泌物刺激咽、喉和下呼吸道，可引起耳、鼻、咽、喉和下呼吸道的多种症状。

一、鼻部症状

（一）鼻塞

鼻塞多由肥大的腺样体阻塞后鼻孔和局部积聚的分泌物阻塞鼻道引起。多为双侧持续性鼻塞，但也有部分患儿表现为单侧鼻塞，如并发一侧的鼻炎、鼻窦炎，或腺样体两侧肥大程度不等。患儿一般不会主诉鼻塞，多由家长观察到患儿呼吸音粗、张口呼吸、嘴唇黏膜干裂、睡眠打鼾等，鼾声在平卧位时较重，侧卧位可减轻。

腺样体肥大的患儿同时伴有变应性鼻炎时，鼻塞为阵发性发作，有明显的季节性，或接触过敏因素后即可诱发。发作时有鼻内发痒、喷嚏、流清涕等症状，与急性鼻炎相似，但无发热等全身症状。

持续性腺样体肥大所致鼻塞，一方面是因为腺样体组织机械性阻塞后鼻孔引起张口呼吸，鼻腔血液循环障碍，黏液 – 纤毛清除系统功能下降，影响鼻窦引流并导致鼻黏膜肿胀；另一方面是由于腺样体的病灶效应，与鼻炎、鼻窦炎、扁桃体炎等病变相互影响，形成恶性循环。

（二）流涕

单纯腺样体肥大的患儿很少有流涕症状。但腺样体肥大的患儿多伴有鼻－鼻窦炎。一项针对南京地区腺样体肥大与慢性鼻窦炎发病率的临床调查发现，128 例腺样体肥大的患儿中，慢性鼻窦炎的发病率高达 42.2%[2]。合并鼻窦炎的腺样体肥大的患儿临床表现为流脓涕或黏稠白色分泌物，随着鼻窦炎的好转，脓性成分减少，黏性成分增多。可能的发病机制是儿童鼻腔和鼻道狭窄，鼻窦发育不全，窦口较长而窄小，鼻窦黏膜嫩弱，淋巴管与血管丰富，一旦感染，致使黏膜肿胀较剧，分泌物较多，极易阻塞鼻道和窦口，引起鼻窦引流和通气障碍，且妨碍鼻腔及鼻窦黏膜纤毛的正常运动，使炎症迁延不愈，儿童较成人更易发生鼻窦炎。

脓液由中鼻道流出或积留于下鼻道（来自前组鼻窦）。如脓量甚多，大都来自上颌窦，因其容量最大。有时可见脓液从中鼻甲游离缘呈片状垂附于下鼻甲表面。后组鼻窦炎时，脓液常积留于中鼻道或嗅裂。如果分泌物积聚在鼻腔，或者分泌物在鼻腔前部结痂，可以表现为鼻塞。

腺样体肥大的患儿伴有变应性鼻炎时，鼻腔分泌物稀薄，透明如清水样，容易流出鼻腔，常需多次擦鼻涕。因鼻涕浸润或多次纸巾擦拭儿童柔嫩的鼻小柱下方皮肤，容易导致鼻小柱下方皮肤发红、糜烂或湿疹，也可造成鼻前庭炎。

（三）鼻音

病理性鼻音可分为闭塞性鼻音和开放性鼻音。肥大的腺样体或是鼻窦发炎阻塞鼻呼吸道时，所发声音不能进入鼻腔，鼻腔、鼻窦起不到共鸣作用，致使出现闭塞性鼻音，此时腺样体肥大患儿的嗓音呈感冒鼻塞状。有研究认为，腺样体切除术主要是通过解除鼻咽通道的阻塞，使得鼻音能够发出，从而有效地缓解鼻音功能低下 [3]。

（四）鼻出血

单独的腺样体肥大一般不会引起鼻出血，但腺样体肥大多合并鼻腔炎症，分泌物聚积在鼻腔、鼻前庭，引起干、痒、痛等不适，儿童不会擤鼻涕，便经常用手挖鼻，而导致鼻出血。当合并变应性鼻炎时，反复按揉鼻前庭皮肤也会引起鼻出血。鼻出血多从出血侧的前鼻孔流出，多为单侧，亦可为双侧，可间歇反复出血，亦可持续出血。

二、耳部症状

腺样体肥大长久不愈易导致咽鼓管功能障碍。儿童咽鼓管较成人短、平、宽，且主司咽鼓管开闭的肌肉收缩无力，咽鼓管软骨弹性较差，当鼓室处于负压状态时，咽鼓管软骨段容易塌陷。儿童的咀嚼功能本身发育不够完善，喜欢吃细粮，咽部肌肉得不到锻炼，也影响咽鼓管功能的发育。因此，当鼻咽部阻塞、鼻腔狭窄时，儿童较成人更易引起分泌性中耳炎。咽鼓管在一般状态下是关闭的，仅在吞咽、打哈欠等动作的一瞬间开放，使中耳内气压与外界的大气压平衡。当咽鼓管咽口被肥大的腺样体阻塞时，中耳腔逐渐形成负压。当鼓室内、外气压差为 $2.0 \sim 4.0\text{kPa}$ 时，黏膜中即出现静脉扩张，压力差进一步增大，咽鼓管黏膜发生水肿，血管通透性增加，漏出的血清聚集于中耳，形成积液[1]。咽鼓管功能障碍是分泌性中耳炎的主要病因，随着腺样体肥大的程度持续增加，直接压迫咽隐窝的炎症分泌物向咽鼓管逆流，造成分泌性中耳炎的发生，表现有传导性耳聋、耳鸣等症状。

（一）听力下降

小儿腺样体肥大对听力的影响，多表现为对声音的反应迟钝、误听，易造成注意力不集中、学习成绩下降。如一耳患病，另耳听力正常，可长期不被察觉。头位前倾或偏向健侧时，因积液离开蜗窗，听力可暂时改善（变位性听力改善）。积液黏稠时，听力可不因头位而改变。

（二）耳痛、耳胀满感

腺样体肥大患儿会有轻度的间歇性耳痛、耳胀满感，或有耳内"砰砰"样声。较小的患儿一般不会主诉耳部不适，但会用手去抓耳。较大的儿童会有耳痛的主诉。临床上，家长未诉耳部症状的患儿，在声导抗检查分析后发现，部分患儿有双耳或单耳声阻抗的异常改变。患儿较小时不善表达，特别是单耳损害时更隐蔽，不易被家长及时发现，听力在不知不觉中逐渐下降，所以往往会错过最佳治疗时机。

三、颌面部表现

腺样体肥大患儿多伴有鼻塞的症状，因鼻塞而长期张口呼吸可明显影响儿童颌面（包括牙齿）的发育。有关腺样体肥大引起颌面发育异常的机制尚无定论，有学者观察 3 ~ 6 岁的腺样体肥大儿童，结果发现，颌面骨骼改变不显著，而相关的肌肉和功能有明显改变，表现有上下唇肌、颊肌和舌肌张力减退，咀嚼和吞咽功能受到影响，因此推测肌肉和功能的改变先于颌面骨骼异常的发生[4]。有学者认为，肥大的腺样体使儿童咽腔狭小，为保证呼吸，下颌向前下方生长，下颌角及下颌平面角变大[5]。

上颌骨狭长，硬腭高拱变窄，牙齿外翻、排列不齐、咬合不良，下颌下垂，唇厚、上唇上翘、下唇悬挂，外眦下拉，鼻唇沟变浅、变平，面部表情呆板、愚钝，这一系列表现称为腺样体面容。

四、咽喉症状

（一）咳嗽

腺样体肥大伴有鼻窦炎的患儿，咳嗽多于清晨或体位改变时为甚，明显感觉咽部有分泌物下流，伴有咽部异物感。前组鼻窦炎时，有脓自咽侧壁流下；后组鼻窦炎时，脓液常经鼻咽顶沿咽后壁流下。患儿需常做咳嗽动作清除咽部黏性分泌物，有时可咳出黏液性或黏液脓性分泌物，有时不能咳出。检查时可见患儿的咽后壁有黏脓性的分泌物附着。

（二）咽部不适

腺样体肥大患儿常伴有慢性鼻炎、鼻窦炎，长期鼻涕倒流可刺激咽部，并且脓性分泌物可破坏黏液纤毛系统的功能，导致鼻咽及口咽易于滋生细菌，从而引起炎症的发生。年龄较大的患儿主诉咽痒不适及异物感，长期张口呼吸则有咽干燥感，间有咽痛。年龄较小者多由家长代诉，"常清嗓子，喉咙有痰，晨起偶有一两声咳嗽，或恶心呕吐"。咽部检查可见慢性单纯性咽炎的表现：咽部黏膜充血，毛细血管扩张，咽喉壁有少数散在的淋巴滤泡，常有少量分泌物附着在黏膜表面。

五、下呼吸道症状

当腺样体肥大的患儿伴有急/慢性鼻-鼻窦炎时，鼻腔的清洁过滤功能受到影响，使得大量的细菌和病毒及少量来自鼻部的脓性分泌物有机会进入下呼吸道，引起慢性气管炎、支气管炎，产生持续性咳嗽、咳痰等症。患儿主要表现为鼻塞、流涕、鼻涕倒流感、头痛，年长儿童主诉头晕、记忆力下降等。除此之外，患儿还有咳嗽、咳痰、喘鸣等慢性支气管炎的症状。如果还合并其他病变，则会有相应的临床表现，如合并支气管扩张可有咯血等。

六、阻塞性睡眠呼吸暂停低通气综合征相关症状

腺样体肥大是儿童阻塞性睡眠呼吸暂停低通气综合征（obstructive sleep apnea hypopnea syndrome，OSAHS）最常见的病

因之一。其临床表现多有夜间睡眠打鼾、张口呼吸、憋气、反复惊醒、遗尿、多汗、多动。患儿白天的表现大多与成人有所不同，常见多动、烦躁等症，偶可见与成人相似的嗜睡。

（一）睡眠打鼾

打鼾是指睡眠时呼吸气流通过上呼吸道中狭窄气道时阻力增高，引起咽腔软腭或舌根振动，伴随呼吸节律而发出的一种声音，即"鼾声"。平卧时鼾声响亮，侧卧时鼾声减轻。腺样体肥大的患儿家长多以患儿夜间睡眠时打鼾、张口呼吸为主诉。

（二）憋气

憋气实际为呼吸暂停现象，家长发现患儿夜间有韵律的鼾声突然停止，口鼻中的气流停止，停止时间不等，从几秒到一、二分钟不等。患儿经常因憋气而惊醒，长吸一口气后可继续入睡。家长观察发现，患儿平卧位睡眠时憋气重，侧卧时憋气减轻。

（三）遗尿

遗尿与阻塞性睡眠呼吸障碍和腺样体肥大密切相关，有研究报告遗尿在腺样体肥大儿童中的患病率为 22%～42%，在上呼吸道阻塞儿童中患病率为 8%～47%，术后遗尿明显改善[6-9]。

遗尿与腺样体肥大之间的关系，主要与睡眠障碍和由腺样体肥大引起的上呼吸道阻塞有关。上呼吸道阻塞和睡眠呼吸暂停会通过增加夜间心房利尿钠肽的释放来增加水和钠的排泄量，这是由胸腔内压力改变的右心房受到的刺激所致，进而可能导致遗尿。此外，包括腺样体肥大在内的阻塞性呼吸事件会降低觉醒反应，扰乱尿动力学，通过升高腹内压力增加膀胱压力，这些变化会影响抗利尿激素（调节液体平衡的激素）的分泌和昼夜节律[10]。

（四）睡眠不安

在睡眠时反复变化体位、辗转反侧、手脚徐动、爱蹬被子，甚至来回翻滚。

（五）多汗

家长多于患儿入睡后发现，患儿头部及后背出汗过多。年龄小的患儿可观察到枕秃，表现为后枕部与枕头接触摩擦处头发的条形缺失。由于多汗，患儿容易合并皮肤湿疹和痱子。

七、心理行为异常及认知功能改变

报道发现[11-12]，腺样体肥大的患儿由于大脑长期处于缺氧状态，影响大脑皮质的发育，导致心理行为出现异常。表现为脾气差，情绪时好时坏，因一点小事就发急、哭叫。

有关腺样体影响儿童智能发育的机制尚不清楚。患儿出现精神欠佳、记忆力减退、智力障碍及识别能力受损等，可能与腺样体肥大引起的鼻咽部狭窄、鼻通气障碍、睡眠中呼吸道气体交换受阻，进而引起低氧血症、高碳酸血症、易觉醒状态等有关[13]。

八、心血管系统改变

腺样体肥大患儿长期夜间睡眠呼吸暂停，心肌易缺血、缺氧，心肌细胞中的酸性物质逐渐增加，易导致患儿心肌受损，能量代谢失衡，如患儿长期不愈，甚至会造成心室重塑、血管内皮受损，引发心血管功能不良。

九、生长迟缓

多项研究证实，腺样体患儿的身高、身体质量指数低于健康儿童的对照组。腺样体肥大与儿童的生长迟缓存在着一定关联，但其机制尚不清楚[14-15]，研究推测，可能与和生长发育有关的内分泌功能失调有关[16]。研究发现，因腺样体及扁桃体肥大导致上呼吸道阻塞而行腺样体、扁桃体切除术的患儿，术后体重明显增加、身高增长。

十、其他症状

腺样体肥大患儿因呼吸不畅，肺扩张不好，可能形成鸡胸。患儿中鸡胸病例较少见，且均为较年长儿童，并有睡眠多梦、夜惊、磨牙、厌食、呕吐和消化不良的症状[17]。

第二节　不同年龄段腺样体肥大患儿的临床表现

腺样体肥大多伴有扁桃体肥大，不同年龄段儿童扁桃体及腺样体肥大的临床症状如下。

3~12个月患儿常见症状：睡眠不宁（爱踢被子、经常翻身、喜欢趴着睡）伴哭闹，昼夜睡眠不规律，呼吸音粗或打鼾，盗汗，吸奶困难，发育障碍，反复中耳炎和上呼吸道感染，睡眠有呼吸暂停现象。

1~3岁患儿常见症状：呼吸音粗或打鼾，睡眠不宁，睡眠中严重哭闹或睡眠恐惧，白天攻击性行为，盗汗，张口呼吸，发育障碍，睡眠有呼吸暂停现象。

学龄前患儿常见症状：打鼾，张口呼吸，睡眠中流口水，睡眠不宁，夜间易醒，意识模糊性觉醒，梦呓、梦游，磨牙，睡眠恐惧，盗汗，食欲差，睡眠姿势异常，持续尿床，白天行为异常（攻击性、易激怒、注意力差、白天疲劳及嗜睡），早晨不易醒，晨起头痛，发育障碍，频繁上呼吸道感染，听力下降（呼喊其名字有时不答应，看电视音量要调大）。

学龄患儿常见症状：除以上症状外还有学习障碍，咬合关系异常（反颌、小下颌、牙齿排列拥挤），鸡胸，腺样体面容。

参考文献

[1] 孔维佳. 耳鼻咽喉头颈外科学 [M]. 北京：人民卫生出版社，2012.

[2] 王秋萍，薛飞，李泽卿，等. 腺样体肥大儿童合并慢性鼻 – 鼻窦炎的临床调查及相关性分析 [J]. 中国耳鼻咽喉头颈外科，2007，13（2）：135-137.

[3] 万萍，黄昭鸣，魏霜，等. 鼻音功能异常聋儿的评估与矫治个案研究 [J]. 听力学及言语疾病杂志，2008，16（2）：152-153.

[4] VALERA F C, TRAVITZKI L V, MATTAR S E, et al. Muscular, functional and orthodontic changes in pre school children with enlarged adenoids and tonsils [J]. Int J Pediatr Otorhi, 2003, 67(7): 761−770.

[5] SOUSA J B R, ANSELMO-LIMA W T, VALERA F C P, et al. Cephalometric assessment of the mandibular growth pattern in mouth-breathing children [J]. Int J Pediatr Otorhi, 2005, 69(3): 311−317.

[6] SATTI S A, MEDANI S A A. ELABYAD M. Primary nocturnal enuresis in children presenting to the outpatient Department of Khartoum ENT Teaching Hospital with adenotonsillar hypertrophy, Khartoum, Sudan [J]. Basic Res J Med Clin Sci, 2015(4): 15−19.

[7] NESHAT A, MIRANZADEH-MAHABADI S, MIRANZADEH-MAHABADI H, et al. The association between adenoid hypertrophy and enuresis in children [J].

Journal of Comprehensive Pediatrics, 2016, 7(1): 32771.

[8] BALABAN M, AKTAS A, SEVINC C, et al. The relationship of enuresis nocturna and adenoid hypertrophy [J]. Arch Ital Urol Androl, 2016, 88(2): 111−114.

[9] KARAKAS H B, MAZLUMOGLU M R, SIMSEK E. The role of upper airway obstruction and snoring in the etiology of monosymptomatic nocturnal enuresis in children [J]. Eur Arch Oto-Rhino-L, 2017, 274(7): 2959−2963.

[10] CICEK A U, BORA A, ALTUNTAS E E. Adenoid hypertrophy and nocturnal enuresis are associated with sleep disturbances [J]. ENT Updates, 2020, 10(2): 312.

[11] 张叶, 吴力群. 腺样体肥大与儿童心理行为异常研究进展 [J]. 河北医学, 2023, 29（10）: 1753.

[12] 张作庆, 王婷婷, 韩海斌, 等. 儿童腺样体肥大与心理行为问题的关系 [J]. 国际精神病学杂志, 2023, 50（1）: 17.

[13] 李炜, 郑华平. 腺样体肥大对儿童生长发育的影响 [J]. 中国儿童保健杂志, 2009, 17（2）: 189−190.

[14] 董新珍, 周详, 王嘉华. 腺样体肥大对儿童生长发育的影响及手术治疗的价值 [J]. 现代实用医学, 2012, 24（11）: 1245-1246.

[15] 贺秋红, 叶新华, 陈虹. 小儿鼾症病因对睡眠障碍及生长发育影响的调查分析 [J]. 中国中西医结合儿科学, 2013, 5（1）: 83−85.

[16] SELIMOĞLU E, SELIMOĞLU M A, ORBAK Z. Does adenotonsillectomy improve growth in children with obstructive adenotonsillar hypertrophy? [J]. J Int Med Res, 2003, 31(2): 84−87.

[17] 张亚梅, 张天宇. 实用小儿耳鼻咽喉科学 [M]. 北京: 人民卫生出版社, 2011: 312−313.

第五章

腺样体肥大的诊断

当儿童出现睡眠打鼾、张口呼吸、鼻塞、闭塞性鼻音、听力下降、慢性咳嗽、注意力不集中等临床症状时，要首先怀疑其罹患腺样体肥大的可能；如果患儿有反复发作上呼吸道感染、分泌性中耳炎及鼻窦炎的病史，也要考虑腺样体肥大的可能。

腺样体肥大的诊断要结合临床症状、病史以及详细的检查才能明确诊断。一部分患者在充分收缩鼻腔黏膜后，通过前鼻镜检查经总鼻道可以窥见肥大的腺样体阻塞后鼻孔，但大多数情况下医生无法用前鼻镜直接观察到肥大的腺样体，需要借助仪器设备，从而准确评估腺样体大小以及对咽鼓管咽口的影响。对患者进行检查时，应进行全面仔细观察和对比，尤其是对于不能够良好合作的患儿，要保持耐心，检查动作务必轻柔、快速、准确，以减少患儿的不适感，从而获取最佳的检查结果。

第一节　检查与诊断

一、一般检查

（一）望诊

嘱受检患儿端坐，身体保持放松，观察其面容、表情，可以有助于及早地结合腺样体面容对腺样体肥大的患儿做出初步诊断。其实腺样体肥大的特征性面容在临床中并不容易见到，一般仅见于病程较长且腺样体肥大程度较重的患儿。儿童所表现的牙列暴露且参差不齐、上切牙突出等均为腺样体面容的特征，应引起家长的高度重视。

（二）触诊

检查医生双手戴一次性无菌手套，为患儿做鼻咽触诊。助手抱好患儿，将其头部固定，检查医生位于受检者右后方，左手示指紧压小儿颊部，以防止小儿咬伤检查者的手指，右手示指经口腔伸入鼻咽，在患儿的鼻咽顶及后壁可扪及柔软的块状物，评估腺样体的大小及其与周围组织的毗邻关系，撤出手指时注意观察指端是否沾有脓液或血迹。此检查有一定痛苦，患儿多不予配合，故现在临床上一般不采用此种方法。

（三）鼻咽部检查

1. **前鼻镜检查**　通常嘱受检者面对检查医生端坐，上身稍前倾，头颈放松，以便根据检查者的需要适当调整。对于不能很好配合的小儿，需由家长或助手抱着将其固定。通过前鼻镜检查可大致观察到鼻腔的状况，如鼻甲的大小以及鼻道内分泌物，若肥大的腺样体突向总鼻道，通过前鼻镜的检查即可观察到鼻咽部有红色块状隆起物。前鼻镜检查有时因患儿鼻腔黏膜（尤其是下鼻甲黏膜）肿胀、鼻腔分泌物多、鼻腔解剖结构异常而不能窥见鼻咽部，需要应用减充血剂收缩鼻黏膜后再行检查，若仍不能很好地暴露鼻咽部，则需要进一步行内镜检查。

2．**间接鼻咽镜检查**　受检者正坐，头微前倾，用鼻轻轻呼吸。检查者左手持压舌板，压舌前 2/3，右手持加温而不烫的间接鼻咽镜。镜面向上，由右侧口角送入，置于软腭与咽后壁之间，此时应该避免接触到咽后壁和舌根，以免诱发恶心而影响检查。检查时通过调整镜面的角度，按照顺序观察包括腺样体在内的后鼻孔的所有结构。此项检查适用于可以配合检查的大龄儿童，对于年龄非常小的患儿不推荐。

二、辅助检查

（一）内镜检查

常用的内镜诊断方法是纤维鼻咽喉镜、鼻内镜和耳内镜检查。

1．**纤维鼻咽喉镜检查**　纤维鼻咽喉镜是耳鼻喉科的常用设备，它的镜管细长，镜管上设有两个导光纤维照明窗，能为全视场提供稳定、均匀的照度。通过角度钮（操作钮）可以弯曲镜头。纤维鼻咽喉镜的粗细、长度一般因生产厂家不同，结构型号略有差异，一般镜长 475～570mm，镜体外径 3.4～5.0mm，镜管前端可弯曲，前端弯曲度向上 130°～180°、向下 90°～130°，视场角 70°～80°，镜管弯曲度及视场角也是由不同型号决定。

检查方法：在检查前可向患者说明检查的情况与时间的长短，以消除患者的恐惧心理，使其进行良好配合，便于检查顺利进行。患者取坐位，用 1% 麻黄碱加少量 0.5%～1% 丁卡因做鼻黏膜的表面麻醉。检查者左手握持镜柄，拇指控制弯曲调节钮，在直视下从鼻底或中鼻甲下方进入，通过监视器可以详细观察到鼻腔、咽鼓管咽口、咽鼓管圆枕、咽隐窝、腺样体、咽囊、会厌、声门等结构，评估腺样体的肥大程度及其对后鼻孔的阻塞程度，检查是否压迫咽鼓管咽口以及是否突入后鼻孔和合并其他鼻部疾病（见图 5-1）。

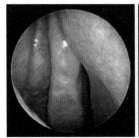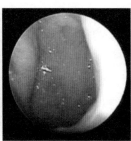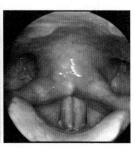

鼻腔观   鼻咽部观   喉内观

图 5-1   纤维鼻咽喉镜下观

纤维鼻咽喉镜检查虽然可以清晰地观察到患儿鼻腔、鼻咽部、咽腔及喉腔的详细情况，可对肥大的腺样体进行明确诊断，但是，由于儿童鼻道短小、狭窄，多数患儿通常难以配合，对于哭闹无法配合的小儿，可以给予适当的镇静药物口服，如 10% 水合氯醛（0.5ml/kg）口服，患儿安静入睡后再进行检查，切忌强行操作，避免对患儿造成无法弥补的心灵创伤。

纤维鼻咽喉镜在儿童腺样体肥大诊断中的优势：①纤维鼻咽喉镜采用光导纤维及冷光源照明，亮度强、视野清楚，检查的部位通过显示屏幕放大，有利于发现微小病变和可疑病变；②内窥镜镜管前端可随意弯曲，便于检查，游走性比较强，而且能够在检查中定格仔细观察病变部位，能够录像和保存，便于随访；③受检儿童能够从显示屏上看到自己，调动小儿的积极性，有利于配合医生检查。纤维鼻咽喉镜可应用于儿童耳、鼻、咽、喉等部位的检查，安全、易于操作、痛苦小、直观、高清成像并可保存，在门诊易于开展，是一种应用价值大的诊断方法[1-2]。

纤维鼻咽喉镜检查的相对禁忌证：①急性上呼吸道感染伴呼吸困难者；②体质过度虚弱者；③心肺有严重病变者。

2．鼻内镜检查　　常说的鼻内镜一般指硬管的鼻内镜，是耳鼻喉科的常用检查设备，由于其导光性强（其亮度相当于无影灯的20倍）、多角度（有 0°~ 120° 不等的角度）、视野大（3.5mm 小孔可将病变组织放大 500 倍）的特点，可直接窥视到鼻腔内的许多重要结构（如各个鼻窦开口，各个沟、鼻窦内部的隐蔽狭窄处）及鼻咽部的细微结构。由于其光纤数量较多，图像较纤维鼻咽喉镜更加清晰。所用镜体细（外径 3.7mm），痛苦小，患儿易于接受。鼻内镜可以随意接近病变部位，无焦距限制，细微病变可一目了然。同时，鼻内镜检查可以清楚地观察到鼻咽部每一个细微结构，方便快捷，不受咽反射、张口受限的影响，检查前准备及检查时间短，费用合理，门诊易于开展。结合活检钳必要时可直接进行组织活检。

检查方法：做鼻内窥镜检查时，要寻找鼻腔最宽敞之处，一般于总鼻道最宽处，偶可于中鼻道或下鼻道伸入镜体，通过不同角度的窥镜对双侧鼻腔分别进行检查。4 岁以上的患儿在做好充分鼻腔表面麻醉后，一般都能很好地配合完成检查，若患儿不配合时则需避免强行检查，以免硬管镜体擦伤鼻腔黏膜而引起鼻出血。

由于鼻内镜是硬管镜子，不能像纤维鼻咽喉镜一样弯曲镜体，故存在观察死角，需要配合使用不同角度内镜。在患儿不配合、鼻腔狭窄硬管镜体难以通过时，可考虑选择其他的检查方法。

对于内镜下观察到的腺样体，医生对其大小做出准确评估十分重要，临床上可采用 4 度分法 [3]。阻塞后鼻孔 25% 及以下为Ⅰ度，26% ~ 50% 为Ⅱ度，51% ~ 75% 为Ⅲ度，76% ~ 100% 为Ⅳ度（见图 5-2）。Ⅲ度及以上且伴有临床症状即诊断为腺样体肥大。另外，腺样体的形态、颜色、表面光滑程度、是否附着分泌物以及和周边组织的毗邻关系等情况也应予以重视，尤其是对咽鼓管圆枕及咽口的影响应详细记录。

3．耳内镜检查　　对怀疑腺样体肥大的患者应予以常规耳内镜检查，以免漏诊。与鼻内镜相似，耳内镜也具备导光性强、视野大、分辨率高、无焦距限制、远近景物均很清晰、成像可放大的优

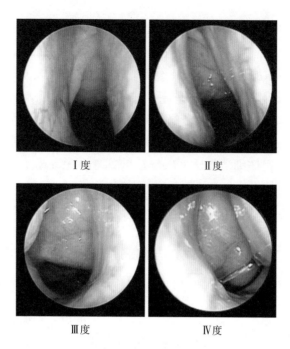

Ⅰ度   Ⅱ度

Ⅲ度   Ⅳ度

图 5-2   腺样体肥大程度

点，可更直观、清晰地发现鼓膜及鼓室病变。对分泌性中耳炎患儿行耳内镜检查，可发现鼓膜动度减弱，同时伴有鼓膜内陷，色泽由正常的灰白色半透明状改变为橘黄色或琥珀色，见到气液平面或气泡即可诊断（见图 5-3）。

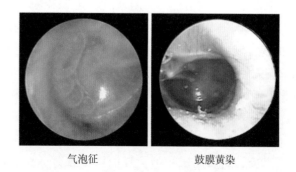

气泡征   鼓膜黄染

图 5-3   耳内镜下分泌性中耳炎特征表现

（二）听力学检查

纯音听力计能发生各种不同频率的纯音，其强度可以调节。通过纯音听力计检查，不仅可以了解受试耳的听敏度，估计听觉损害的程度，而且可以初步判断耳聋的类型和病变部位。通过测试气导听阈和骨导听阈，绘制纯音听阈图（或称听力曲线）。根据纯音听阈图的不同特点，可对耳聋做出初步诊断（见图5-4）。

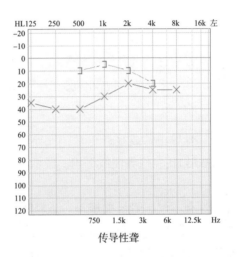

传导性聋

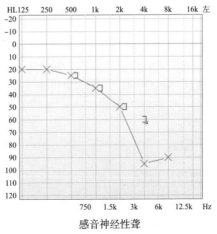

感音神经性聋

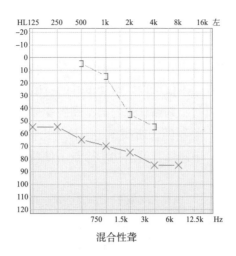

图 5-4　纯音听阈图

1.**传导性聋**　骨导正常或接近正常，气导听阈提高；气－骨导差一般不大于 60dB HL；气导曲线平坦，或低频听力损失较重而曲线呈上升型。

2.**感音神经性聋**　气、骨导曲线呈一致性下降，无气－骨导差（允许 3 ~ 5dB HL 误差），一般高频听力损失较重，故听力曲线呈渐降型或陡降型。严重的感音神经性聋，其曲线呈岛状。

3.**混合性聋**　兼有传导性聋和感音神经性聋的听力曲线特点。气、骨导曲线皆下降，但存在一定气－骨导差。

腺样体肥大引起的分泌性中耳炎的大龄患儿可配合进行此项检查，以了解听力损失的情况，听力曲线常表现为轻度的、以低频听力损失为主的传导性聋曲线。

（三）影像学检查

1.**X 线鼻咽侧位片检查**　年龄小或者鼻腔狭窄不适合做内镜检查的患儿，可行鼻咽部的 X 线侧位片检查以了解腺样体的肥大程度。X 线透过人体各种不同组织结构时，由于其密度和厚度的差别，它被吸收的程度不同，所以到达胶片上的 X 线量即有差异，高密度的骨组织和钙化灶等在 X 线片上呈白色；中等密度的软骨、肌肉、神经、实质器官、结缔组织以及体液等，在 X 线片上呈灰白色；较低密度的脂肪组织，在 X 线片上呈现灰黑色；低密度的为气体，在 X 线片上呈现黑色。鼻咽侧位片能显示出腺样体在鼻咽腔侧位投影时的深度，具有图像清晰、空间分辨率高等特点。当腺样体肥大时，鼻咽部侧位片可显示鼻咽顶后壁软组织广泛肿胀、增厚，表面柔软光滑，呈圆弧形、平行状或波浪状，边缘光滑，密度均匀一致，前不超过翼板上部，后不低于 C_2 椎体中部，肿胀增厚的软组织突入鼻咽腔，使相应气道狭窄，甚至闭塞，周围骨组织无破坏及增生 [4-5]。

鼻咽侧位片的投照方法：患者取坐位或站立侧位，头部略上抬，使听眶线平行于地面，矢状面与暗盒平行，中心线通过外耳孔前方和下方各 2cm 处，胶片距离 120cm 左右，吸气时曝光。吸气时软腭位置最低，鼻咽腔前后径达到最大，此时的鼻咽腔狭窄方为真正狭窄，否则会因呼气时软腭抬高而造成鼻咽腔变窄之假象。很多小儿配合不好，可能影响腺样体的真实显示，从而影响检查数据的准确性和可靠性。

鼻咽侧位片的判读方法主要有两种，一是直接测量鼻咽腔顶后壁软组织的厚度，而不测量鼻咽腔气道的宽度，但这种单纯测量腺样体大小的方法不能正确反映气道阻塞的程度；二是测定腺样体（adenoid，A）厚度与鼻咽腔（nasopharynx，N）宽度的比率（A/N 比值），以 A/N 比值≤0.60 为正常，A/N 比值在 0.60～0.70 为中度肥大；A/N 比值≥0.70 为病理性肥大。将 A/N 比值作为评判腺样体肥大的一个客观指标，既可反映腺样体的形态、厚度，鼻咽腔气道的宽度，还能真实地反映鼻咽腔气道狭窄阻塞的程度（见图 5-5）。

利用鼻咽部侧位片观察上气道狭窄情况及测算 A/N 值的不足有以下几点：①患儿年幼，与摄片技师配合不好，甚至拒绝合作时，拍摄一张标准的腺样体侧位片有时较困难；②吸气相和呼气

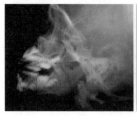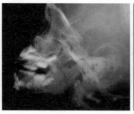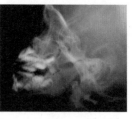

图 5-5　鼻咽侧位片 A/N 比值测量

相，甚至张闭口位均可以引起软腭位置变化，从而导致鼻咽腔宽窄的变化，容易产生测量上的误差；③测量鼻咽部软组织厚度以及鼻咽腔宽度所采用方法的不同，以及医生对解剖标志的定位差别、划线测量的严谨程度，对 A/N 值结果均有影响；④鼻咽侧位片是二维、静态图像，不能展示腺样体全貌及其空间毗邻关系，对腺样体肥大的细节、并发症显示不清。

2．CT 扫描检查　CT 扫描具有较高的时间分辨力、空间分辨力及各向同向性的优点，一次横断位扫描即可获得多方位图像。其扫描时间短，更加适合不配合检查的婴幼儿，不仅可以清楚地显示腺样体的位置、大小及其与周围组织的关系，还可以准确测量腺样体与鼻咽腔的比值。尤其有利于临床了解患儿有无腺样体肥大引起的并发症，如中耳乳突炎、鼻窦炎、咽鼓管咽口阻塞、鼻咽腔狭窄等。CT 扫描包括平扫和增强，鼻咽部可做横断面和冠状面扫描。

正常鼻咽顶后壁软组织在 CT 上形成凹面向下的软组织密度影。当腺样体肥大时，CT 平扫可见咽顶后壁软组织弥漫性增厚，呈中等密度，与邻近鼻咽肌肉相似，呈半球形向前膨隆，前缘呈火焰山状、锯齿状或不规则状，一般为对称性、无浸润、密度均匀的软组织影，可致不同程度的鼻咽腔狭窄，严重者可堵塞后鼻孔及咽鼓管咽口，可伴有鼻咽部的炎症或渗出性中耳乳突炎，部分患者可合并有咽扁桃体炎；CT 增强扫描强化明显，黏膜线连续，病变与正常软组织同步强化；双侧咽隐窝及邻近组织解剖结构显示清晰，颅底骨质无吸收破坏或硬化增生。

　　CT 检查是临床常见的影像学检查技术，具有操作简单、成本低、检测速度快、检测准确性高等优势，相比鼻咽内窥镜检查，CT 检查无创无痛更能够得到患儿及家长认可，且 CT 检查能够全面采集患儿腺样体数据，并能多维观看病变结构，能够帮助临床医师反复观看、深入分析患儿病变情况，提高诊断准确性[6-7]。

　　3. MRI 检查　腺样体 MRI 检查无辐射性，具有良好的软组织分辨力和多方位成像的特点，能更加清晰地显示腺样体增生的程度，显示咽部解剖结构，显示肿块与周围组织的关系；MRI 良好的软组织分辨率，可帮助分辨黏膜、腺样体增生肥大与肌层，诊断价值优于 X 线片和 CT 检查。MRI 显示正常鼻咽部黏膜与肌肉分界明显，腺样体增生呈等 T_1 长 T_2 信号。MRI 检查可以任意方位扫描，直接获得图像，在其横断扫描图像上可清楚地显示腺样体及鼻咽腔的全貌，矢状位扫描可以清晰地显示腺样体肥大的状态并准确地测量 A/N 比值，从而有利于医生判断腺样体肥大的程度，观察腺样体与周围组织的毗邻关系以及是否存在鼻窦炎、中耳乳突炎、颈部淋巴结肿大等并发症，为临床选择治疗方式提供最可靠的诊断依据[8]。

　　由于 MRI 检查费用高、扫描时间长、噪声大，年龄小的儿童难以配合，故此项检查并非临床的常规检查项目。

　　综上所述，鼻咽侧位片适用于腺样体增生的筛选，CT 扫描对腺样体增生的诊断和鉴别诊断及手术方式的选择更有意义；MRI 仅作为一种辅助检查手段。

三、其他检查

　　1. 多导睡眠监测　多导睡眠监测（polysomnography，PSG）目前被认为是诊断睡眠呼吸障碍性疾病的"金标准"。此项检查不仅可以明确阻塞性睡眠呼吸暂停低通气综合征的诊断，还可以评价其严重程度。但由于 PSG 操作烦琐，需患儿较好地配合，且检查费用较贵,故而临床医师要视具体情况而定。

2．**血氧饱和度** 是临床医疗上重要的基础数据之一,是反映机体血氧状况的重要指标。一般认为血氧饱和度正常值应不低于94%,在94%以下被视为供氧不足,血氧含量可以作为重度腺样体肥大患儿的诊断指标之一。

第二节 鉴 别 诊 断

1．**鼻咽癌** 常发生于成人。儿童鼻咽癌发病年龄较腺样体肥大发病年龄略大,多在10岁以上,症状进行性加重,可以伴发血涕、头痛。鼻咽后壁不对称软组织增厚,咽隐窝消失,可见骨质破坏,早期可出现颈部淋巴结转移。CT或MRI检查见咽后壁增厚的软组织影,左右两侧多不对称,咽隐窝不对称性消失,咽旁间隙模糊、变窄甚至闭塞,可有颅底骨质破坏,易出现周围组织间隙蔓延及颈部淋巴结转移。应当注意的是,临床工作中腺样体肥大合并有咽旁淋巴结肿大时,常常首先想到的影像诊断是鼻咽癌,但是对腺样体肥大患者行抗炎治疗后,肿大的腺样体短期内即可缩小,肿大的淋巴结亦可变小,这是两者的鉴别方法。

2．**鼻咽部淋巴瘤** 鼻咽腔肿块,前缘呈弧形前突,肿块密度与邻近肌肉相仿。病变广泛,表现为咽部弥漫性肿块,边缘凹凸不平,多合并身体其他部位淋巴结的肿大。CT表现鼻咽腔肿块边缘呈弧外突,且不规则,增强扫描下肿块明显强化,可与腺样体肥大鉴别。

3．**鼻咽部纤维血管瘤** 鼻咽部常见的良性肿瘤,好发于男性青少年,持续鼻塞和反复间断性鼻衄为其临床特点。多起于后鼻腔,密度明显高于肥大的腺样体,肿瘤常较大,可有相邻结构畸形与功能障碍，如耳堵耳鸣、听力减退、颊部畸形。

4．鼻腔后鼻孔息肉 好发于成年人，多见于上颌窦，息肉以细长的蒂经自然孔突出，向后滑向后鼻孔，并可突入鼻咽部（见图5-6）。常见的症状为持续性鼻塞，鼻塞随息肉体积增大而加重。鼻腔分泌物增多，时伴有喷嚏，分泌物可为浆液性、黏液性，如并发鼻窦感染，分泌物可为脓性。息肉蒂长者可感到鼻腔内有物随呼吸移动。后鼻孔息肉可致呼气时经鼻呼气困难，若息肉阻塞咽鼓管口，可引起耳鸣和听力减退。目前本病病因不明，病理发现组织内有较多黏液泡或大的囊肿，仅有少量浆细胞浸润，推测系上颌窦窦壁囊肿增大所致。需要警惕的是，极少部分腺样体肥大的患儿可同时合并鼻息肉，详细的鼻内镜检查可明确诊断（见图5-7）。

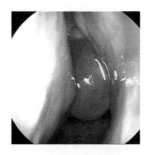

图 5-6 后鼻孔息肉（呈透明的荔枝样外观）

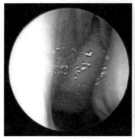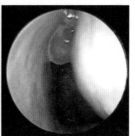

Ⅳ度肥大的腺样体　　　　源自中鼻道的息肉

图 5-7 腺样体肥大合并鼻息肉

参考文献

[1] 惠莲，阎艾慧，于刚. 纤维鼻咽镜检查在评价儿童腺样体肥大中的价值 [J]. 临床耳鼻咽喉科杂志，2006，20（4）：166-168.

[2] 张威，梁勇，曾芳芳. 电子鼻咽喉镜在儿童耳鼻咽喉疾病诊断中的应用 [J]. 中国内镜杂志，2011，17（3）：330-331，333.

[3] 陆军，佘新泽，孙敬武. 内镜下腺样体分度在儿童腺样体肥大诊治中的应用 [J]. 中国耳鼻咽喉头颈外科，2011，18（1）：39-40.

[4] 夏昆，夏京坤. X线侧位片在儿童腺样体肥大中的应用分析 [J]. 贵州医药，2023，47（9）：1451-1453.

[5] 王金财. 鼻咽部侧位相DR摄片在儿童腺样体肥大诊断中的价值 [D]. 大连：大连医科大学，2011.

[6] 张雪君，张妍君，李思佳. CT在小儿腺样体肥大诊断中的临床应用价值研究 [J]. 世界复合医学，2023，9（2）：92-95.

[7] 杨子璐. 鼻咽部CT对儿童腺样体肥大和病情程度的诊断价值 [J]. 影像研究与医学应用，2023，7（18）：63-65.

[8] 于翠妮，夏黎明，张强. MRI在儿童腺样体肥大诊断中的临床应用价值 [J]. 潍坊医学院学报，2022，44（6）：453-456.

第六章

西医治疗

当儿童腺样体肥大导致上气道阻塞性或感染性病变时，通常采用手术治疗，症状较轻的病例近年来使用抗炎等对症治疗亦可取得一定效果。

第一节　手 术 治 疗

自 19 世纪中叶腺样体切除术应用于临床以来，该手术技术及器械与时俱进，时至今日，此类手术已发展到腔镜下的微创化和几乎无血化，是儿童患者中实施最为广泛的术式之一，是解决因腺样体肥大所致鼻塞、睡眠呼吸紊乱及分泌性中耳炎等疾病的一线治疗方案。

一、适应证

早期的观点均认为儿童腺样体肥大一经确诊，应尽早实行腺样体切除术。美国学者曾提出关于腺样体切除术的手术适应证，包括绝对适应证和相对适应证。其中绝对适应证包括腺样体肥大伴阻塞性睡眠呼吸暂停、发育障碍、牙齿或颌面部发育异常或怀疑有恶性疾病；相对适应证为腺样体增生伴上呼吸道阻塞、吞咽困难、言语障碍、口臭，以及中耳炎反复发作或慢性鼻窦炎[1]。在临床上，感染和气道阻塞类疾患是腺样体切除术的最常见适应证。早期主要以感染作为腺样体切除术的适应证，但是在过去的数十年中，随着对睡眠呼吸疾患认识的增加及对生活质量要求的提高，以阻塞类疾患就诊的患儿所占的比重更为突出。

（一）阻塞

1. 由于增大的腺样体阻塞呼吸道，出现慢性鼻塞、习惯性张口呼吸、闭塞性鼻音和过度而响亮的鼾声，甚至有吞咽困难者。

2. 腺样体肥大引发儿童睡眠呼吸障碍，如儿童阻塞性睡眠呼吸暂停低通气综合征、上气道阻力综合征。

3. 因腺样体肥大导致颌面部或牙齿发育异常，或已形成腺样体面容。

4. 排除其他原因引起的生长发育不良，如发育迟缓、肺心病等。

（二）感染

1. 反复发作或慢性腺样体炎症。

2. 腺样体肥大堵塞咽鼓管咽口，引起分泌性中耳炎并出现听力下降者，或导致化脓性中耳炎反复发作，病程较长（连续超过4个月），经规范药物治疗无效者。

3. 腺样体肥大伴鼻炎、鼻窦炎，反复发作，久治不愈者。

4. 1年内急性发作5次或以上，2年内每年发作3次或以上的小儿慢性扁桃体炎伴腺样体肥大的患儿。

反复感冒或频发上呼吸道感染曾是腺样体切除术的适应证，但对于腺样体切除术改善儿童反复上呼吸道感染的有效性证据相当稀少，国际上也缺乏公认的准则。在2011年，有学者[2]对腺样体切除术治疗儿童反复上呼吸道感染的有效性进行了评估，对111名1~6岁选择腺样体切除术治疗复发性上呼吸道感染的儿童进行随访和观察，立即手术组的患儿与选择初始观察等待组的患儿相比，上呼吸道感染的次数并没有降低，且上呼吸道感染的发病率在两组间随时间变化同步下降，表明手术对治疗上呼吸道感染的贡献不大。因此，腺样体切除术能否作为小儿反复呼吸道感染的治疗手段仍需进一步研究与验证。

（三）其他

1. 经过了腺样体切除术仍有腺样体残留或复发并引发症状者。

2. 鼻咽部腺样体区域怀疑有良性或恶性新生物者。

（四）有关手术年龄问题

腺样体肥大作为小儿所特有的疾病，目前为止没有腺样体切除术的具体年龄标准。对于手术适宜年龄，有人主张4~8岁，出恒牙以前接受手术治疗可使颌面骨及牙齿发育更趋正常。有研究认为，腺样体含有各个发育阶段的淋巴细胞，兼有体液免疫和细胞免疫作用，小于 6 岁儿童的腺样体肥大多为生理性，腺样体内淋巴组织发育明显，参与体内免疫活动相应活跃，不宜过早切除，以免影响免疫功能[3]。亦有研究指出，儿童时期切除扁桃体和腺样体，并不损害宿主免疫的完整性或减少宿主的免疫活力[4]。

综上所述，腺样体与患儿免疫功能之间的关系尚无定论，是否应在儿童免疫功能尚不完善期间行腺样体切除术仍有争议[5]。但当腺样体肥大明显影响其呼吸或引发儿童睡眠呼吸紊乱且伴有严重缺氧，或症状较重（如婴儿不能吮乳）时，临床上普遍认为应不拘于年龄的限制，尽早行手术切除。既往报道中临床上最小接受腺样体手术的患儿出生仅 20 天。但由于患儿接受手术的年龄越小，手术风险也会越高[6]，因此，应根据临床实际情况妥善权衡利弊。

二、禁忌证

1. 鼻窦炎等其他上呼吸道感染的急性期，应先使用抗生素控制急性期感染，一般在炎症消退后 2 ~ 3 周施行手术较为合适。

2. 有造血系统疾病及凝血机制障碍者，如白血病、血友病等，除有条件施行周密的围手术期管理外，概属禁忌。

3. 有腭裂、腭隐裂（又叫黏膜下腭裂）等的儿童。此类患儿有出现术后腭咽闭合不全的风险，术前均应注意腭部有无隐裂及软腭功能是否健全。

4. 小儿急性传染性疾病的流行期，如脊髓灰质炎、流感等。

5. 脊髓灰质炎疫苗服药 6 周内，及近期较长时间使用免疫抑制剂者。

6. 全身性疾病，如高血压、糖尿病、活动性肺结核、心脏代偿功能不良、肝功能异常、肾功能不全、大脑发育不全、身体衰弱不能耐受手术者。

7. 患儿亲属中有免疫球蛋白缺乏或有自身免疫性疾病发病率高的家族史。

8. 白细胞计数极低者。

9. 气道变态反应性疾病并非绝对禁忌证。有变态反应者，术前应充分治疗变态反应和并发感染，一般治疗 3～6 个月后，有些腺样体可缩小而不需手术。变态反应引起的小儿反复发作分泌性中耳炎，仅做腺样体切除术治疗无效。

10. 其他：癫痫亦非绝对禁忌，如属适应证，术前应用癫痫药控制之后再行手术治疗。

此外，有观点认为扁桃体和 / 或腺样体肥大的患儿易患上呼吸道感染，其手术风险主要是气道高反应性，气管插管和拔管后易发生喉痉挛或支气管痉挛。当患儿有发热、流脓涕等呼吸道严重感染症状时，应考虑暂缓手术。若仅有轻度咳嗽和流清涕，肺部检查无明显下呼吸道感染征象时，可适当放宽手术指征。

三、术前准备

1. 除特殊情况，手术应在患儿全身状态较好的时期进行。

2. 进行术前宣教，尽量减少手术对儿童精神心理方面可能造成的不利影响。

3. 详细询问病史和进行体格检查。在询问病史时，应特别询问患者有无血液病家族史，有无异常出血史；近期有无上呼吸道感染病史；女性患儿的月经史；有无变应性疾病，尤其是对麻醉药物及诊疗药物过敏的病史等。

4. 完善各项基础检查，如血常规、尿常规、生化常规、凝血功能、感染筛查、心电图及 X 线胸片等。

5. 纤维或电子鼻咽镜检查评估腺样体大小和阻塞情况。

6. 无条件做纤维或电子鼻咽镜检查的单位，可行吸气期鼻咽部侧位平片或上气道 CT 检查，以评估腺样体的大小或阻塞上气道的情况。

7. 常规行纯音测听和声导抗检查，如患儿年龄太小难以配合纯音测听，可仅行声导抗检查。

8. 伴有反复上呼吸道感染或鼻窦炎、支气管炎的患者，术前应对症治疗控制病情。

9. 检查手术所需的各种器械、检测仪及药品，准备处于完善状态。术前应根据患儿不同年龄和口咽腔的大小，选择合适的手术器械。

以上都是以往关于腺样体肥大手术的常规准备工作，但随着睡眠医学的发展，以及人们对腺样体肥大合并阻塞性睡眠呼吸暂停低通气综合征（OSAHS）对儿童远期影响的认识来看，还应在术前对患儿行 PSG 检查，检查前禁止服用镇静剂或剥夺睡眠。临床中有观点认为，所有腺样体肥大的患儿均应接受 PSG 检查[7]，以便早期诊断和治疗儿童 OSAHS。

四、麻醉

在内镜下腺样体切除术应用之前，传统的切除术较多在局部麻醉或不用麻醉下进行。腺样体切除术的局麻多由术者自行操作，用 1% 丁卡因（或利多卡因）25 ~ 30ml 和 1‰ 盐酸肾上腺素 3ml 配成黏膜表面麻醉液，用该麻醉液浸湿鼻用棉片，将上述含药棉片轻轻放置于鼻腔，进行鼻腔及鼻咽部黏膜表面麻醉。再用相同浓度的利多卡因加盐酸肾上腺素溶液注射于腺样体基底部，行局部浸润麻醉。丁卡因是表面麻醉药，用以麻醉鼻黏膜的感觉神经末梢；肾上腺素是减充血剂，用以收缩鼻黏膜血管和抑制鼻黏膜因手术操作所致的反射性血管舒张，使鼻黏膜变薄，减少黏膜出血，也可减少丁卡因的吸收。肾上腺素能被吸收入血，可能导致患儿心血管的一过性影响，如心率增快、血压升高。

因局部麻醉状态下儿童容易产生恐惧，手术过程会对患儿的心理产生负面影响，手术产生的痛苦或恐惧情绪可伴随儿童成长延续至成年，且儿童难以配合局麻下手术，这样可能会增加手术创伤，甚至有血液、分泌物或腺样体组织被误吸入下呼吸道而导致窒息的危险，因而局部麻醉下腺样体切除术多已废弃。

（一）麻醉前准备

1．麻醉医生术前访视　麻醉医生术前必须对患儿进行访视，这样可以与患儿建立感情，取得小儿的信任。对患儿及家长进行关于麻醉操作及手术的必要性和可行性解释，以减少其恐惧心理。更重要的是，可以从家长和患儿处了解其现病史、既往史、变态反应史、出血史、用药史（如肾上腺皮质激素应用史）、麻醉手术史以及家族史（如家族中有无遗传性缺陷病或麻醉后长期呼吸抑制的患者）。如有遗传性缺陷病唐氏综合征的患儿，可能伴有声门下狭窄而导致插管困难，同时可能伴有寰枕关节不稳定，手术头位后仰时应注意保护颈椎。

2．体检　对患儿进行全面体检和气道评估。了解患儿的血压、脉搏、皮肤、体温以及体重、发育状况等；检查患儿的心肺功能状况，如肺部有无干湿啰音等；气道评估方面包括检查口腔，如张口度，对松动的牙齿要加以保护，必要时请相关科室会诊；检查患儿口咽部，如舌及扁桃体等的形态、扁桃体有无肿大、口咽部黏膜有无充血肿胀、腺样体大小是否不利于插管；检查患儿是否存在明显面部解剖结构异常等，对有异常的患儿，医生应该预计到面罩通气时可能发生密封不严的情况。有些肥胖患儿颈部活动度或有所受限，会影响到气管插管的实施。长期患有 OSAHS 的患儿麻醉诱导后，喉部肌肉松弛、塌陷，可能会加重气道阻塞，甚至无法维持面罩通气，因此术前应当进行充分的气道评估，选择合适的麻醉气管插管方法。

3．检查　进行常规血常规、血液生化等检查，尤其要关注患儿的凝血功能。常规心电图检查，必要时行心脏超声、胸片等检查。检查异常者应当复查并请相关科室会诊。

4．术前禁食　为了防止患儿围手术期发生误吸，应向家长强调空腹的重要性。根据最新版小儿手术麻醉前禁食指南：术前禁清饮料（包括清水）时间为 2 小时；禁食母乳 4 小时；禁食配方奶与牛奶 6 小时；禁食淀粉类固体食物 6 小时；禁食脂肪及肉类固体食物 8 小时。如果手术不能按照预定时间进行，则应该适当静脉补液（参考：每小时 4ml/kg），以防止患儿因长时间禁食禁饮而发生脱水。

5．麻醉前用药　为了防止呼吸道分泌物过多、降低迷走神经张力以及心率减慢，术前 30 分钟可以肌内注射阿托品 0.01 ～ 0.02mg/kg。对于发热或心率偏快的患儿，可以改用东莨菪碱 0.01mg/kg，最大 0.30mg。为了减少患儿术前精神紧张，可以给予一些镇静药物，如咪达唑仑。在美国超过 90% 的术前镇静使用口服咪达唑仑，此药是最常使用的术前镇静药。它起效快，药效容易掌握，且不会导致心肺抑制。按 0.50 ～ 0.75mg/kg 剂量，给药后约 30 分钟达峰，药效持续大约 30 分钟。虽然它对绝大多数患儿有效，但约有 14% 的患儿可能对 0.50mg/kg 的咪达唑仑没有反应。无反应的这些患儿年龄更小，一般 2 ～ 3 岁，且术前情绪化较严重，对这些患儿应采用更高的剂量（0.75mg/kg）。虽然咪达唑仑作用时间短，但一般不影响麻醉苏醒或 PICU 出室。不能配合消化道用药的患儿，只能采用胃肠外用药的方式。以 0.30mg/kg 肌内注射咪达唑仑，可在 5 ～ 10 分钟内产生抗焦虑作用。以 3 ～ 4mg/kg 的剂量肌内注射氯胺酮，约 5 分钟内起效，可使患儿安静、保留自主呼吸且反应性低。经直肠给予 0.50 ～ 1.00mg/kg 的咪达唑仑，可有效地降低儿童诱导前的焦虑。要注意避免给药的同时，药物被患儿排出体外。由于直肠的药物吸收存在较大的个体差异，可能会出现呼吸抑制和氧饱和度下降。

（二）基础麻醉

基础麻醉可以消除患儿的紧张情绪，减少麻醉用药。硫喷妥钠的基础麻醉主要用于 3 个月至 6 岁以内的小儿，但此药肌内注射可产生呼吸抑制、喉痉挛等并发症，随着氯胺酮、七氟烷等在小儿基础麻醉的广泛应用，现已不再使用。氯胺酮是一种具有深度镇痛且对呼吸和循环系统影响较轻的静脉全身麻醉药，尤其体表镇痛效果好，临床上常选用作小儿基础麻醉。鉴于氯胺酮的副作用较突出，包括精神症状、刺激唾液胃液分泌增多及术后恶心呕吐发生率高，故在氯胺酮基础麻醉前常规给予安定类及抗胆碱类术前药。氯胺酮用于基础麻醉的用药量为 4~5mg/kg，肌内注射，给药后 2~8 分钟内入睡，维持 20 分钟，有良好的镇痛作用，小儿入睡后即可开始手术。应用氯胺酮时必须合用阿托品，儿童常用剂量 0.01~0.02mg/kg，它可抑制氯胺酮促进唾液腺、气管和支气管黏液腺的分泌作用，以降低由于分泌物增多引起喉痉挛的潜在危险。若辅以哌替啶、异丙嗪，还可以明显减少氯胺酮用量，持续时间亦可延长。近年来，由于许多能使患者强烈镇静或产生遗忘的镇静催眠药相继问世，且副作用比较小，如咪达唑仑，故除对某些难以合作的小儿还需要采用基础麻醉外，其他患者已很少应用。

（三）全身麻醉

1. **麻醉诱导** 小儿的全身麻醉诱导可以采用吸入麻醉诱导或静脉诱导方法。

面罩吸入全身麻醉诱导一直是小儿麻醉中最常用的诱导方法。吸入麻醉是安全的，但与较大的儿童或成人相比，1 岁以下的婴儿使用此法后，心动过缓、低血压、心脏停搏的发生率升高。这种预后的差别，主要是由于婴儿的肺泡通气量与功能残气量之比远远大于成人，且心输出量的分布也发生了改变，故吸入药摄取速度极快。因此，这些婴儿在面罩麻醉诱导时，应进行血压、心电图、血氧饱和度和通气量的监测。在吸入麻醉诱导时，OSAHS 患儿由于舌肌松弛导致呼吸道梗阻的风险比较高，可以采取直立或者侧卧位，抬高患者下颌、通过面罩正压通气、放置口咽通气道。目前，有效且接近理想的吸入诱导麻醉药是七氟烷，此药的初始吸入浓度为 8%，它的优点包括起效快、呼吸道刺激性低、心律失常或低血压的发生率低。

静脉诱导法，又称快速诱导法。该法起效快，可使患儿入睡平稳舒适，但是需要先置入静脉留置针。目前广泛应用于儿童的全身麻醉诱导静脉麻醉药是丙泊酚。丙泊酚的诱导剂量，在小于 2 岁的儿童为 3.0～4.0mg/kg，年龄大些的儿童为 2.5～3.0mg/kg。此药起效迅速，但可能伴有不自主体动和咳嗽。丙泊酚的注射痛很明显，缓解方法是尽可能选用粗大的静脉给药，并以最快速度输注带药液体；在推注丙泊酚之前给予利多卡因，或混合给药，亦可降低注射痛。推荐剂量的丙泊酚会引起血压轻到中度的降低，可以分次缓慢给药，以减低丙泊酚抑制心血管导致血压下降的副作用。丙泊酚与其他静脉或吸入药物相比有着明显的优势。使用该药后，患儿从深度镇静/麻醉中苏醒的速度，明显快于其他多数镇静药或吸入麻醉药，尤其是在长时间用药之后。虽然丙泊酚的清醒时间可能没有七氟烷或地氟烷快，但苏醒期恶心呕吐发生率低，躁动也较少。静脉麻醉诱导期间，尤其是使用肌肉松弛药之后，OSAHS 患儿也会存在因舌肌松弛导致呼吸道梗阻的风险，同样需要面罩正压通气的时候放置口咽通气道，从而有助于缓解呼吸道梗阻情况。

2．麻醉维持　麻醉诱导后，根据患儿对麻醉深度的反应和手术要求，继续以吸入全身麻醉药或静脉输注麻醉药维持。

（1）吸入全身麻醉药，维持比较方便。常用七氟烷、异氟烷和地氟烷等。这些吸入麻醉药麻醉作用强、代谢快、苏醒迅速，是很好的维持用药。

（2）静脉输注复合药物，包括镇痛药、肌肉松弛药和镇静药。全身麻醉维持药物以泵控丙泊酚 2～3μg/ml 泵入。同时泵注镇痛药，如新型阿片类药物瑞芬太尼靶浓度 3ng/ml，或舒芬太尼 0.3ng/ml。根据手术需求和进程，合理选择肌肉松弛剂，以避免围手术期患儿发生屏气、呛咳和呕吐等所造成的术野出血增多。一般可以采用非去极化肌肉松弛药，如罗库溴铵、顺阿曲库铵、阿曲库铵、维库溴铵等。

（3）静吸复合麻醉维持，即吸入麻醉药和静脉麻药输注相结合。这样可以减少相关药物的用量，利于维持麻醉平稳和术后患儿的快速恢复。

手术完成之后，首先排除肌肉松弛药和阿片类镇痛药对呼吸的影响，应当保持患儿清醒状态以及维持其上呼吸道通畅。拔管前，对于那些严重 OSAHS 患儿可以先放置口咽通气道，侧卧或者俯卧位可以帮助拔管后缓解气道梗阻情况。严重的 OSAHS、年龄非常小的患儿、病态肥胖（BMI ＞ 40）和那些存在普通病房不能处理的合并症的患者，术后都应转至重症监护病房。

五、体位

常使用仰卧位（头稍后仰），头略低于手术台平面 20°（视术中具体情况做出相应调整）。头位不可过度后仰，以减少上段颈椎前突，避免手术过程中对颈部造成损伤。术者的位置根据手术方式，常选择位于患儿的右侧或头侧。

六、手术方法

腺样体肥大切除术方式较多，传统手术是经口用腺样体切除器或刮匙去除肥大的腺样体组织，近年来，由于鼻内镜技术的拓展，内镜辅助下吸切钻腺样体切除术、低温等离子射频腺样体消融切除术等术式相继应用于临床并得以推广普及。

（一）传统腺样体切除术

1. 腺样体切除器切除法　腺样体切除器为一长柄器械，前端连有一个小匣，小匣腹侧的弧度和鼻咽后壁的弧度一致，匣内有连接手柄的刀片，可随手柄自由开合，分大、中、小三个型号，手术时可据患儿情况选定。（见图 6-1、图 6-2）

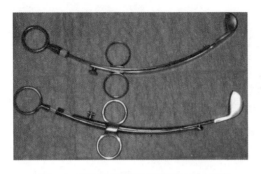 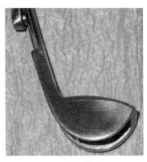

图6-1 两种不同型号的腺样体切除器   图6-2 腺样体切除器头端

传统局部麻醉手术时，术者左手用压舌板压舌前 2/3，暴露口咽，全身麻醉时则使用开口器暴露。患儿取仰卧头低位，在额灯或手术灯照明下，术者右手拇指、示指和中指持住切除器手柄上的金属环（刀匣处于关闭状态），经软腭后方将其置入鼻咽顶后壁中线处，并压紧，用拇指向后拉手柄，使小匣打开，沿鼻咽后壁适当加压，使腺样体嵌入小匣内，此时可有明显落空感。再将手柄前推，使刀片沿鼻咽顶后壁将腺样体切下。取出切除器，打开小匣可见切除的腺样体组织。用间接喉镜检查鼻咽腔，如仍残余较多腺样体组织可重复以上操作，或用小号腺样体刮匙刮除两侧残余腺样体组织。操作过程中，助手要始终保持患儿头位居中，以免损伤鼻咽侧壁或咽鼓管圆枕等结构。术中出血可用弯血管钳夹持 1‰ 盐酸肾上腺素湿纱布条或棉球压迫鼻咽部止血。

此方法的优点是操作简单、手术时间短，切除的腺样体不会掉入气管成为气道异物而引起窒息。缺点是腺样体容易残留（肥大的腺样体大于切除器小匣的宽度时）而致术后复发。

2. 腺样体刮匙刮除法 腺样体刮匙分为匙环和匙柄两部分，匙环可分为大、中、小号（见图6-3）。患儿头位，压舌方法同上，暴露口咽部，在额灯或手术灯照明下，术者右手持匙柄，呈持笔状，将刮匙置入鼻咽部，直抵鼻中隔后端，轻轻加压将刮匙刀片部位越过腺样体，套住底部边缘，待匙环紧贴鼻咽顶后壁，匙柄向下

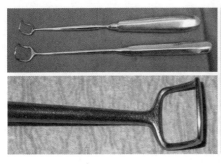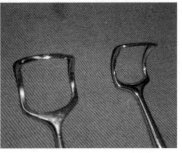

图6-3　腺样体刮匙

与下切牙接触时，用腕部力量将刮匙自鼻咽顶部向下沿鼻咽解剖弯度呈弧形做刮除。在刮除过程中，右手持续加压，压住刮匙头端，保持刮匙环在鼻咽顶后壁的稳定刮除深度，匙柄同时向上抬至上切牙处，其运动方向正好相反，至腺样体下缘时立即减除压力并离开咽后壁，乘势将刮下的腺样体带出。如腺样体组织残留过多，可用小号腺样体刮匙重复以上操作。止血方法同腺样体切除器切除法。

　　此方法优点是与腺样体切除器切除法相比刮除得较彻底，适用于较大的腺样体。缺点是刮除的用力大小、深度及方向需靠术者的经验及感觉进行操作，有一定的操作技巧要求，刮"深"破坏咽壁黏膜，出血多且难以止血，刮"浅"导致腺样体有残留，容易术后残体出血及复发，还易造成咽后壁及侧壁损伤，术后疼痛反应较重，若术中刮下的腺样体组织和血液未及时处理，易进入气道而引起窒息，且对于突入后鼻孔的腺样体组织无法处理。

　　传统的腺样体切除手术操作简单，患儿可在局部麻醉或在无麻醉下施行，且手术器械简单，费用较少。但由于腺样体位置深且隐蔽，传统的手术方法都是在无法直视的情况下进行，易造成切除不完全，从而在后鼻孔上方、鼻咽顶、咽鼓管周围残留腺样体组织，导致术后鼻塞、中耳炎、鼻咽炎、鼻窦炎等不适症状仍存在。盲视操作，还可造成咽鼓管圆枕等组织损伤及粘连，导致术后耳鸣、传导性聋等并发症的发生。

3. 全麻间接鼻咽镜下腺样体刮除法　患儿取仰卧头低位，用两根儿童型（8~10号）导尿管从双侧前鼻孔分别插入，经鼻腔底、鼻咽而达口腔，并从口中拉出，首尾用血管钳夹紧，或挽成一结，目的是拉开软腭与咽后壁之间的距离。在间接鼻咽镜上（可用镜面较大的间接喉镜）滴上防雾剂，看清腺样体大小及阻塞情况，根据其大小选择不同型号的刮匙。若腺样体较大，可先用大号刮匙刮除中间部分的腺样体组织，再用小号刮匙刮除两侧残留的腺样体组织。如有出血，除采用麻黄碱滴鼻剂滴鼻或1‰盐酸肾上腺素棉球压迫止血外，还可用电凝法或微波、射频等方法止血。

此术式操作简单，视野清楚直观，手术时间短，止血确切，刮除腺样体较彻底，不易复发。

4. 传统腺样体切除术要点　①对于不配合的患儿可应用开口器；极度挣扎的患儿不可强力把头，勉强手术易造成患儿身心损伤。应根据实际情况选择相应手术方式。②操作时勿以门齿为支点，防止门齿损伤。③使用刮匙时，刮除范围勿超出鼻咽部，防止损伤咽部黏膜引起咽干或异物感等不适症状。④应保持中线操作，操作时刮匙偏离中线容易损伤邻近组织。如有分泌性中耳炎可略偏向患侧，但过于偏向一侧会导致咽鼓管损伤。⑤腺样体未随刮匙一并带出时，可明视下用组织钳或止血钳夹取脱落于口咽部的腺样体，以免误吸而引起窒息。⑥使用切除器可安全将腺样体一并带出，但操作略显繁杂。使用刮匙迅速简便，但初学者常不能将腺样体一并带出。

（二）内镜辅助下腺样体切除术

随着鼻内镜手术在20世纪90年代的流行，腺样体切除术可在直视下进行。既往研究曾显示，内镜辅助下腺样体切除术可以使复发率大大降低。此种手术方式可分为经鼻、经口和经口鼻联合三种手术径路对腺样体进行切除。

1. 经鼻腔径路内镜辅助下腺样体切除术　对于鼻中隔偏曲较

为严重且影响手术操作者，可以先行鼻中隔成形术。将 0° 或 30°
鼻内镜经鼻腔置入鼻咽部，观察咽鼓管开口及腺样体肥大的情况，
用刮匙经鼻腔刮除肥大阻塞的腺样体组织，也可采用电动切割器
（吸切钻）切除。0° 鼻内镜进入一侧鼻腔，使后鼻孔和一侧腺样体
完全显露在视野中，将 0° 吸切钻放入同一侧鼻腔至腺样体，从腺
样体下缘开始向上逐步切除之（见图 6-4）。完成一侧鼻腔腺样体
组织切除后，再从对侧鼻腔进入，切除剩余腺样体组织。侧别的先
后顺序，可据术者的习惯和实际操作情况而定。术中如有出血，可
用 1‰ 盐酸肾上腺素棉球压迫、电凝、微波或等离子射频止血。

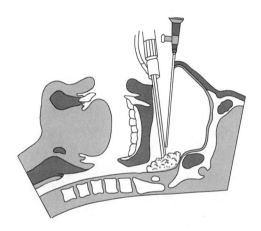

图 6-4　内镜下经鼻腺样体切除术示意图

2. 经口腔径路内镜辅助下腺样体切除术　此种术式适用于儿
童鼻中隔偏曲且不宜行鼻中隔偏曲矫正术或鼻腔较为狭窄影响手术
操作者。患儿头略后仰，口腔置入戴维氏开口器以暴露口咽部。若
合并扁桃体肥大，在术前充分告知家属的情况下可先行扁桃体切除
术。随后用两根细导尿管分别经两侧前鼻孔插入鼻腔，经鼻咽部从
口咽部牵出，向前提起导尿管两端，将软腭向前牵引，与留于前鼻
孔之外的一端系在一起，将两端用钳夹固定或打结，软腭即被向上
牵拉，鼻咽腔被充分开放。连接 70° 鼻内镜与光源和显示系统后，

经口进入鼻咽腔，通过调整鼻内镜的位置和角度，视野由前向后、由下而上对准鼻咽部，使肥大的腺样体组织、鼻咽侧壁结构（如咽鼓管圆枕及咽鼓管咽口）均清楚暴露在视野中。选择大小适当的腺样体刮匙，直视下套于腺样体基部，按常规方法刮除，也可采用有角度的吸切钻、等离子射频刀头自口腔进入鼻咽部，逐步切除腺样体组织（见图 6-5）。术中可用等离子射频等方法止血。对于鼻咽顶部、咽隐窝处、靠近咽鼓管圆枕或咽侧索处残留的淋巴组织，用刮匙难以刮除干净且容易损伤正常结构，尤其是自后鼻孔突入鼻腔的腺样体组织，最好在内镜辅助直视下采用吸切钻或等离子射频刀头切除。

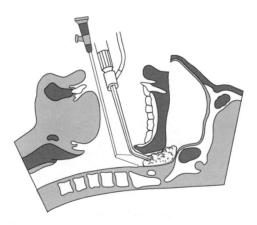

图 6-5   70° 内镜下经口腺样体切除术示意图

3. 经口鼻联合径路内镜辅助下腺样体切除术   用戴维氏开口器暴露口咽部，先用 0° 鼻内镜从一侧鼻腔进入，使后鼻孔和腺样体暴露于视野，吸切钻经口越过软腭放入鼻咽部，使钻头开口暴露在鼻内镜的术野中。对于腺样体中度肥大的患儿，应仔细分辨腺样体组织和咽鼓管圆枕的正常解剖界限，由腺样体下缘和侧缘向中央呈扇形吸引切割，逐步切除腺样体组织；对于腺样体高度肥大患儿，由于腺样体组织挤压咽鼓管圆枕以及突入后鼻孔，导致解剖界限不清，则需由下缘先行切除腺样体中央突入后鼻孔部分，待咽鼓管圆枕和腺样体组织解剖界限分辨清楚后，再由腺样体下缘和侧缘向中央切除腺样体组织。必要时也可直接用吸切钻经鼻腔进入切除残留的腺样体组织。（见图 6-6 ~ 图 6-8）

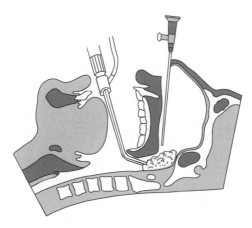

图 6-6　经口鼻联合径路内镜下腺样体切除示意图

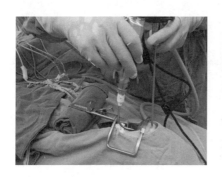

图 6-7　经口鼻联合径路内镜下
腺样体切除手术

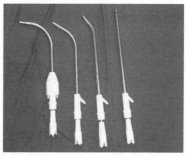

图 6-8　不同型号的吸切钻头

以上 3 种径路各有优缺点。经鼻径路是最直接的手术方式，此种术式程序简单，0° 镜技术较易掌握，但只能暴露半侧腺样体，须经两侧鼻腔才能完成全部切除。经鼻 0° 和 / 或 30° 内镜辅助下腺样体切除术，鼻内镜只能暴露鼻咽部范围，近后鼻孔的肥大腺样体可以彻底被切除，但若遇到腺样体下后缘沉没于后鼻孔下缘之下者，则无法暴露，或被残留，或切除带有盲目性。此外，经鼻腔手术需反复收缩鼻腔黏膜，且内镜及吸切钻头经鼻腔进行操作，易造成鼻腔黏膜损伤。另外，鼻腔狭小、鼻中隔偏曲及鼻甲肥大者，当鼻内镜和吸切钻在同一鼻腔内操作时，空间拥挤，手术难以顺利进行，对幼儿尤其如此。术后易出现鼻腔粘连、鼻黏膜功能障碍等多种鼻部并发症。因此，在临床实践中，经鼻径路内镜辅助下腺样体切除术应用逐渐减少。

经口径路手术时，内镜辅助下可以很好地暴露腺样体，较小儿童也能顺利完成手术。70°鼻内镜经口径路不需收缩鼻腔黏膜，也不损伤鼻黏膜，且能清楚地观察腺样体全貌，切除彻底。通过调整内镜角度及吸切钻头开口方向，可以对咽鼓管圆枕等重要结构加以保护，避免损伤，安全性高。对于联合扁桃体切除术的患儿，此术式可在同一体位下进行，相对减少手术时间。但总体来说，此程序稍复杂，相关技术的掌握也稍有难度，如需要提起软腭时，则有挤压软腭之虞。经口径路适合任何年龄和各种腺样体肥大程度的患儿，是现在采用较多的手术径路。

经口鼻联合径路内镜辅助下腺样体切除术，使用0°内镜技术即可完成切除，无须过度提拉软腭等。但仍然存在需经两侧鼻腔切除、鼻腔黏膜收缩和损伤机会大等缺点。

因此，对内镜辅助下腺样体的切除，术者应根据实际情况选择最适手术径路。一般认为，根据不同年龄和腺样体肥大的程度，选择不同的径路才是科学的。内镜辅助下腺样体切除术具有视野暴露好、操作空间大、操作精确、切除彻底、止血确切、复发率低等优点，临床上已普及。

4. 内镜辅助下腺样体切除术要点　总体来说，内镜辅助下腺样体切除术不是难度很大的手术，手术的关键是彻底切除腺样体组织，特别是切除阻塞后鼻孔和压迫阻塞咽鼓管咽口的腺样体组织。

理想的切除效果是鼻咽侧壁结构和后鼻孔缘完全显露，阻塞完全解除。手术要点如下：

（1）进镜后一定要先检查腺样体的大小、位置及与周围组织的关系，以明确手术切除的范围。切除时，应把握切除的广度及深度。

（2）在不损伤周围结构的前提下，尽量切除肥大的腺样体组织，以解除鼻咽部阻塞。对占据后鼻孔以及超越后鼻孔的腺样体组织，必须彻底切除，而对腺样体下缘尤其是靠近口咽部的腺样体组织，只需切除 50% ~ 80% 即可。

（3）腺样体较大者，要认清咽鼓管圆枕的标志，切除咽鼓管咽口周围增生的淋巴组织时，保留范围应距咽鼓管咽口 2 ~ 5mm。

（4）在切除邻近咽鼓管圆枕和咽口的腺样体组织时，吸切钻头始终朝向内侧，在明确解剖界限的前提下，尽量采取"点击"式切除，快速连续切除易误伤周围正常组织。

（5）在切除腺样体基底（鼻咽顶后壁）及后下缘组织时，应控制深度及界限，无须切达椎前筋膜，深度以隐约可见但不暴露椎前筋膜为宜。腺样体基底切除过深和损伤鼻咽黏膜，均可能导致仅靠压迫难以止住的出血。

（6）内镜辅助下经鼻径路时，镜头较易被污染，操作径路较窄长，对于腺样体过度肥大，甚至与咽鼓管圆枕周围淋巴组织难以分开，或后鼻孔完全堵塞的患者，应采用经口径路为宜。

（7）经口径路时使用 70° 内镜和角度吸切钻，经鼻径路使用 0° 内镜和 0° 吸切钻，经口鼻联合径路使用 0° 内镜和角度吸切钻。吸切钻的角度根据术中实际情况进行选择。

（8）患儿头部略微后仰，可方便吸切钻头抵达后鼻孔上缘，从而切除从该处占据鼻腔后部的腺样体组织。

（9）完成腺样体切除后，创面渗血可用含 1‰ 盐酸肾上腺素湿纱布条或棉球压迫止血，若有血管活性出血，可采用双极电凝、等离子射频、微波等方式彻底止血。应避免在咽鼓管咽口周围 5mm 范围内使用电凝止血，以免术后瘢痕收缩造成咽鼓管功能障碍。

（三）微波、激光腺样体切除术

1. **微波热凝腺样体切除术**   方法是在内镜辅助引导下，将微波探头经前鼻孔进入，亦可以从口腔进入，用细导尿管牵拉软腭，角度内镜（具体角度根据术中实际情况选择）经软腭后方置入，完整暴露鼻咽部肥大的腺样体组织。将微波治疗头对准腺样体，刺入腺样体内 2~3mm，由周围向中心多点热凝。可见腺样体组织热凝后迅速缩小发白，无焦痂，无烟雾，无出血。如有坏死游离腺样体，可用息肉钳去除。如咽鼓管圆枕肥大明显，可于其后、上缘做间断的点状热凝；若鼻中隔偏曲或鼻腔狭窄者，可用 0° 或 30° 内镜由一侧鼻腔伸入，从对侧鼻腔伸入微波探头进行热凝；如有肥厚性鼻炎，可先行对下鼻甲热凝；有扁桃体肥大或咽后壁淋巴滤泡增生明显者，同时做扁桃体或淋巴滤泡热凝。此切除术的工作原理是微波的内生热效应，使组织瞬间达到高温，组织凝固、血管封闭，达到切割和止血的目的。微波凝固是表里同时凝固，切割边界清楚，且无焦痂，周围组织反应轻微，一般术后 2~3 周腺样体表面伪膜逐渐脱落，腺样体缩小。此外，也可采用内镜辅助下腺样体刮除合并微波热凝治疗，即在内镜辅助下刮除肥大的腺样体组织后，再从口腔导入已调好角度的微波探头，凝固残留的腺样体组织或活动性出血点，可见残体组织缩小发白。此术式术中出血很少，但手术时间较单独用刮匙刮除延长。内镜与微波二者的结合治疗，既可防止血液污染镜面影响视野，又可直视下操作，切除病变组织准确彻底的同时，还可减少不必要的组织损伤。

手术要点：①术中辐射面积不宜过大，注意保护好鼻咽顶、咽鼓管咽口、咽鼓管圆枕、鼻中隔后缘及软腭后缘等结构；②在凝固咽鼓管圆枕周围淋巴组织时，微波功率不宜过高，应控制在 50W 以下；③在治疗过程中，需要密切观察创面的深度和大小，防止创面太大或太深而导致难以止住的出血或感染等。

2. 掺钕钇铝石榴石激光疗法（Nd⁺³：YAG 激光疗法）行腺样体切除术 激光腺样体切除术，可以在内镜引导下进行，也可在纤维鼻咽喉镜引导下进行。方法是用外径 0.5cm 带活检孔的纤维鼻咽喉镜，将激光光纤沿活检孔导入镜体后，经一侧鼻腔插入纤维鼻咽喉镜，当接近腺样体时调整光纤长度，使光纤外露 4～5mm。从肥大的腺样体下端开始激光输出（采用连续输出模式，输出功率 10～12W），随着所接触的腺样体组织凝固、炭化、气化，逐步向上缓慢移动至上端，直至形成宽约 3mm、深达咽鼓管圆枕水平以下的深沟。同法经对侧鼻腔进行操作。对于压迫咽鼓管咽口的腺样体组织，则从腺样体外缘向中心方向加压并激光输出，注意保护咽鼓管圆枕及咽鼓管咽口。治疗过程中产生的烟雾通过吸引器随时清除。因治疗过程中，受损血管同时被封闭，术后无须鼻腔填塞。

激光广泛应用于医学临床始于 20 世纪 60 年代，原理是热效应和光化效应。Nd⁺³：YAG 激光作为靠光导纤维传送的激光，具备光纤细、能量高度集中、穿透力强的优点，可以使组织瞬间升温，达到凝固、炭化和部分气化的目的，因此治疗时出血极少。此外，Nd⁺³：YAG 激光技术在多功能纤维喉镜下手术，视野清晰，可选择性地切除影响引流、通气及压迫咽鼓管处的肥大腺样体组织，既达到手术的预期效果，又能保留儿童时期有用的淋巴组织。国外也有报道认为激光可以有效切除咽鼓管咽口周围腺样体组织，同时也可避免由于盲目操作而导致的并发症的发生[8]。纤维喉镜的使用也克服了鼻内镜不可弯曲的弊端，手术可在局部麻醉下短时间内完成。但激光切除时，因局部温度较高，对周围组织会有一定的损伤，所以术中应达到个体优化，对于不同大小、不同质地的腺样体应调整激光功率[9]，还要注意掌握照射深度，以免损伤咽后壁。腺样体较大的患儿，不适用该手术方法，应行腺样体刮除术。此外，Nd⁺³：YAG 激光有较强的散射，术者及助手均应佩戴专业眼镜，以防止对眼部的辐射损伤。

微波、激光腺样体切除术已逐渐被低温等离子射频消融术辅助的腺样体切除术所取代。

（四）低温等离子射频技术行腺样体消融和切除术

低温等离子技术在 2000 年后进入中国，广泛应用于鼻科、咽喉头颈和颅底外科领域。该技术彻底改变了传统的腺样体和扁桃体的外科手术方式，达到了微创、快捷和近乎无术中出血的理想境界，是目前所有腺样体切除术中最优的手术方式。

低温等离子射频消融的工作原理是等离子电极以生理盐水作为递质，通过 100kHz 的强射频，使射频刀头与组织间的电解液变成等离子态，在电极前端形成 100μm 厚的等离子层，强大的电场还使等离子层中的自由带电粒子获得足够的动能，打断靶组织中构成细胞成分的碳 – 碳、碳 – 氢、碳 – 氧等共价分子键，从而产生氧气、二氧化碳、氮气、氢气和甲烷等低分子量气体，细胞以分子为单位解体，在低温下达到切割和消融等效果。这也就使得等离子射频具有"刀"一样的效果，因此临床上常将其称为"等离子刀"。当射频电场的能量作用于组织（包括血液）时，组织的阻抗会导致热效应，从而产生皱缩和止血作用。另外，利用独特的等离子电极端，消融病变组织使其体积逐渐减小，进而达到切除的目的。

相较于普通射频、微波和激光，该方法作用原理完全不一样。低温等离子射频与普通射频、微波的治疗区别在于，微波和普通射频的频率大于 200kHz，工作原理是将靶组织内的水分子随输出的磁场左右运动，分子间摩擦产生热量，再通过热能使组织变性、坏死，然后逐渐吸收，并无切割及打孔的功能；低温等离子射频，其工作温度只有 40～70℃，损伤小，使得术后反应减轻，60℃左右的工作温度可使腺样体中的微血管被封闭，基本不出血。如有出血，可利用消融状态的刀头等离子层"掠过"出血处，通常可完成止血，必要时使用凝血按钮即可达到满意的止血效果。没有血染对术野的影响，可以仔细处理咽鼓管咽口处的淋巴组织，手术时间明显缩短,并保证了肥大腺样体组织的完整切除。

目前低温等离子射频消融治疗腺样体肥大有两种方法:腺样体射频消融打孔术和切除术。两种术式均可在内镜或间接鼻咽镜辅助下明视操作。

1. 腺样体射频消融打孔术 腺样体射频消融打孔术对于年龄较大的儿童可在局部麻醉下进行,年龄较小或难以配合手术操作的患儿应选择全身麻醉下手术。腺样体射频消融打孔术对等离子射频刀头的选择有一定要求,应根据手术方式进行选择,如经口腔手术应选用 Reflex 55 刀头,经鼻腔手术应选用 Reflex 45 刀头。经鼻腔手术时,将刀头在内镜或间接鼻咽镜引导下置入鼻咽部,根据腺样体的范围大小,从中央和 9、12、3 及 6 点位等处插入射频刀头,深度略小于腺样体厚度,每处一般使用 5 挡功率消融,持续 12～15 秒。可见腺样体组织逐渐萎缩凝固,表面呈现灰白色时,更换刀头消融模式为凝固模式,边止血边缓慢自腺样体组织中退出刀头。另一种方式是不改变消融模式,直接使用消融模式缓慢自腺样体组织中退出刀头,该方式往往比使用凝固模式能起到更好的止血效果。经口腔手术时,先将两根细导尿管分别经两鼻腔放入鼻咽部,后经口咽后壁引出,牵引软腭,暴露腺样体组织,在间接鼻咽镜或内镜辅助下,将等离子射频 Reflex 55 刀头伸入鼻咽部,消融打孔方法同上。绝大多数患儿一次手术即可,少数患儿可能需要二次治疗。对于腺样体过度肥大、严重阻塞后鼻孔的患儿,可酌情增加消融打孔点,或直接采用腺样体射频消融切除术 [10]。

2. 腺样体射频消融切除术 腺样体射频消融切除术需持续冲水,须在全身麻醉插管下进行。将射频能量设置为 8～9 级,内镜辅助下使用等离子刀头在腺样体表面进行消融,注意左右两侧消融彻底,直达两侧的咽鼓管圆枕,但不要损伤到圆枕。尽可能切除后鼻孔区腺样体组织,充分显露后鼻孔。腺样体切除后的创面止血,可用消融模式,刀头面距出血创面 2～3mm 轻轻划过,即可达到很好的止血效果,同时可减少对组织的热损伤;如仍有出血,可转换为凝固模式，使用刀头面直接接触出血创面凝固止血。凝固模式不能止住的小动脉或静脉性出血，可使用双极电凝或带绝缘层的鼻内弯吸引器直接压迫出血点后电凝止血，通常止血效果显著。

目前普遍的共识是此方法具有安全性高、不出血或出血少、易操作、疗效好等优点：①内镜引导低温等离子刀辅助下切除肥大的腺样体组织，手术视野清晰，避免了传统手术中凭手感及经验刮除腺样体的盲目性，有效地避免腺样体组织的残留；②在处理隐蔽部位腺样体方面，该方法具有传统手术无法比拟的优势，可处理后鼻孔、鼻咽顶、咽隐窝及咽鼓管口处的腺样体组织，同时降低对咽鼓管的损伤率，使患儿术后咽鼓管功能得以保护和恢复，加上术中对咽鼓管圆枕处的特殊处理，使咽鼓管咽口开大、外展，更有利于咽鼓管功能的保留；③等离子刀可以精确地切除腺样体，避免过多切除咽壁肌肉而引起不必要的损伤和出血，有效减少了术后并发症的发生；④切割和止血用同一个刀头即可完成，不需更换器械，操作简便，手术时间缩短；⑤低温条件下对周围组织热损伤较小，术后创面反应轻，疼痛较轻；⑥若腺样体过度肥大，全部消融相对速度较慢，可采取先分叶切除后予以消融的办法，既保留了手术标本，又有效地缩短了手术时间。

3. 低温等离子射频手术要点

（1）腺样体射频消融时，刀头与腺样体组织最适距离的原则可概括为"似接触非接触"，若接触施压过大，刀头易出现焦痂凝结堵塞现象，同时刀头面的电极丝易因过度磨损而断开。

（2）用于产生等离子效应的生理盐水流量应适中，既不能过大影响手术视野，也不能太小而致产生焦痂堵塞刀头。生理盐水冲洗流量应略大于吸速，保持刀头有效的消融功能。

（3）在行咽鼓管咽口及圆枕周围腺样体组织消融时，应保持刀头端面向腺样体，并将腺样体稍向中心推压后再实施消融，避免消融过程中造成对上述结构的误伤。

（4）切除深度要适度，不宜切到纤维层或肌层，损伤动脉，导致较大出血或术后椎前筋膜炎。

（5）年龄较大的儿童，因鼻咽腔相对较深，等离子刀头到达后鼻孔部位较困难，此时可根据实际需要，将等离子刀前部弯曲一定的弧度，以利刀头面能深入后鼻孔病灶部位。通常有市售刀头折弯器用以弯曲刀头，较手工弯曲而言，不会造成刀头内部中空吸引通道形成成角弯曲，避免内管腔狭窄而造成阻塞。

（6）凝血时可使用消融模式轻轻划过出血创面，或凝固模式将整个刀头面压在出血点上止血，持续2~3秒。

（7）术中应及时清洁刀头，以确保正常使用。

七、术后处理

（一）术后体位

局部麻醉者，可采用自由体位，以患儿舒适为度。一般多采取侧卧位，床头可放一弯盘，便于咽部积血和口腔内分泌物及时流出。全身麻醉者，尚未清醒前，取去枕平卧位，头偏向一侧或采取半俯卧位，防止呕吐物误入气道而引起窒息或肺部并发症，床旁应有吸引装置，随时吸引口腔分泌物，保持呼吸道通畅，专护人员要严格看护患儿至完全清醒；清醒后6小时内，取平卧位，头偏向一侧，禁食，防止呕吐引起的窒息；6小时后，给予半卧位，进流食，有利于呼吸及减轻头部胀痛。

（二）监测

严密监测心率、呼吸、血氧饱和度的变化。儿童咽部黏膜薄而敏感，术中气管插管易引起咽喉部水肿，应严密观察呼吸频率及深浅度。如有呼吸不畅，应立即叫醒患儿，或改变体位并垫高肩部。

（三）出血

观察有无出血情况。嘱患儿及时将口中多余分泌物全部吐出，尽量不要咽下，便于观察伤口出血情况，同时可避免胃肠部的不适。其中 90% 以上患儿可出现少量痰中带血，应提前告知患儿及家属，避免造成恐慌。若发现患儿口腔及鼻腔有新鲜血液流出，或有频繁的吞咽动作时，要及时检查有无活动性出血，以免引起出血性休克和大量血液咽入胃内引起呕吐。对门诊手术者的家长要交代术后注意事项，如有出血，立即返院止血。

（四）饮食

全身麻醉术后 6 小时内禁食水，以防患儿误吸引起窒息；6 小时后开始进冷流质饮食，有助于缓解咽喉不适。可每间隔 2～3 小时进食奶类、豆浆、米汤及鲜果汁等，进食时应小口、少量、缓慢吞咽，吞咽不可用力过猛，以防引起术腔疼痛和饮食反流。一般术后 1～2 日内进流食，多数患儿第 2 日即可吃半流食，3～5 日后进软质饮食，饭后用生理盐水漱口，保持口腔清洁。2 周内勿进坚硬、油炸、粗糙及辛辣刺激性食物，避免剧烈活动及进食热、烫食物，以防引起迟发性出血。一般 2 周后创面完全愈合，可恢复正常饮食。

（五）疼痛

单纯腺样体切除术后，患儿常无明显的疼痛感，若合并扁桃体切除手术，则咽喉疼痛较为明显。术后 24 小时内，创口疼痛明显，多能忍受，一般不用镇痛剂，冰袋冷敷颈部或饮凉液体即可。在无出血的情况下，可鼓励患儿早期进冷流质饮食，以减轻咽肌痉挛引起的疼痛，还可防止伤口出血。术后第 2 天，嘱患儿做张口、伸舌、吞咽动作，鼓励患儿多说话，勤漱口，保持口腔卫生，有利于促进局部血液循环，防止伤口感染和瘢痕形成，促进创面愈合。引导患儿分散注意力，如听音乐、看电视等。部分患儿咽喉部疼痛可持续 7～10 天，严重时能引起吞咽困难，必要时对症给予镇静、止痛药物，避免应用阿司匹林等抗凝药物。

（六）脱水

术后儿童在未补充足够液体的情况下，可能会出现脱水。在鼓励患儿多饮水的同时，保证患儿进足够的流质食物，以避免脱水。如已出现脱水，可通过静脉输液纠正。

（七）体温

术后 2 天内，体温在 38℃左右，一般属正常反应。如患儿术后第 3 天，体温突然升高，或术后体温一直持续在 38℃以上，咽痛或咽部不适感加剧，下颌角淋巴结肿大、疼痛等，则提示感染。如出现感染，可在物理降温的同时，及时合理使用抗生素，以控制感染。

（八）鼻部口部异味

腺样体切除术后会出现鼻部及口腔的异味，时间一般为 2 周，可自行消退，也可通过儿童型鼻冲洗器冲洗鼻腔、温和的盐水漱口以改善症状。尽量避免长时间使用市面上出售的专业漱口水。

（九）滴鼻剂

使用 0.5%～1% 麻黄碱滴鼻液或 0.05% 盐酸羟甲唑啉滴鼻液滴鼻，每日 3～4 次，持续 2～3 天，有消肿和止血作用。

（十）抗生素

术后酌情全身应用抗生素 3～5 天，以控制炎症、预防感染。

（十一）出院指导

1. 告知患儿及家长，彻底恢复需 1～2 周，其间患儿可能会有嗅觉减退、说话带鼻音、鼻内口内有异味及咽喉不适等症状。

2. 进食前后及睡觉前漱口，保持口腔清洁卫生，保证足够的液体摄入量。

3. 睡前尽量不进食，避免咽喉反流。

4. 术后 2 周内避免进食硬性粗糙食物，如薯片、饼干、爆米花等食物，忌辛辣刺激食物，多食营养丰富的清淡软食。

5. 注意休息，避免感冒，避免剧烈活动，如游泳、跑步、跳舞等，以减少出血的风险。

6. 勿用力擤鼻挖鼻，避免剧烈咳嗽及咳痰等。

7. 若出现持续发热、咽痛加重、口中有大量血性分泌物吐出等症状时应及时就诊。

8. 告知患儿家长，术后可能存在迟发性出血和感染的风险。出院后 1 周内复查 1 次，1 个月后行电子鼻咽喉气管镜检查术腔恢复情况，以后视病情随访 3 ~ 6 个月以了解患儿恢复情况。

9. 腺样体肥大合并 OSAHS 患儿，于全身麻醉下行腺样体切除术后半年应复查 PSG，通过对比术前术后 PSG 结果，了解腺样体切除术对患儿 OSAHS 的治疗作用，若不能完全消除患儿睡眠呼吸暂停低通气症状，需进一步查找病因，对症处理，如减重、变应性疾病的治疗和呼吸机治疗等。

10. 术前有听力下降或分泌性中耳炎的患儿，术后随诊应复查纯音测听和声导抗检查，直至患儿听力恢复，其间根据检查结果做出相应的处理。

八、围手术期处理

儿童腺样体切除术的围手术期处理，主要是针对上呼吸道感染和炎症的治疗。急性感染和炎症必须完全控制后至少 2 周才能接受手术，对于慢性感染和炎症，术前则需药物治疗 5 ~ 7 天，包括抗生素、鼻喷激素等的使用。术后至少卧床或避免过度活动 1 天，注意观察鼻腔及口腔有无活动性出血，保持鼻腔通畅，全身使用抗生素治疗 3 ~ 5 天，必要时鼻部可使用减充血剂。

了解患儿是否有间歇性发绀、呼吸性酸中毒和心脏失代偿表现，对于确保患儿平安度过围手术期非常重要。对于 OSAHS 患儿，术后 24 小时内应密切监护生命体征。

此外，呼吸机治疗在围手术期的应用逐渐引起临床的重视。由于 OSAHS 患儿长期缺氧可引起一系列心血管系统的改变，术前应用呼吸机治疗能明显纠正缺氧及肺动脉高压，同时一定程度上降低手术时麻醉意外及术后不能拔管等事件的发生率。既往研究表明，呼吸机治疗对儿童 OSAHS 长期治疗和短期治疗都是有效的，合并其他上气道狭窄的重度 OSAHS 患儿使用呼吸机治疗后，睡眠中的低氧、呼吸暂停明显缓解，白天精神状态好转，易安全度过围手术期。因此，建议严重 OSAHS 的患儿术前行呼吸机治疗 7 天。

九、并发症及其处理

随着医疗技术的发展和人们对腺样体肥大的认识和了解，腺样体切除手术已被广泛接受，但其存在潜在的风险和并发症，如果处理不当，直接影响手术效果及患儿的生活质量，甚至危及生命。

（一）出血

术后出血是腺样体切除术后一种比较常见的并发症，可分为原发性和继发性两类，表现为有鲜血从口腔或鼻腔流出，或见患儿有频繁的吞咽动作。

1. **原发性出血** 术后 24 小时内发生者为原发性，一般认为可能与手术操作有关[11]。据统计，传统的腺样体刮除术发生出血者最多，多因手术时腺样体残留或因手术动作欠细致，鼻咽部黏膜及血管过度损伤，以及术者不能很好掌控切除的深度和广度所致。全身使用止血药物或局部使用血管收缩剂，如使用 0.05% 盐酸羟甲唑啉滴鼻液后多可止血。若是因肥大的腺样体组织未完全切除所致，可再行手术切除残体，或用 1‰ 盐酸肾上腺素棉球压迫（或填塞后鼻孔）止血。出血量较多难以止住，应回手术室，全身麻醉，在内镜辅助下应用射频或电凝止血。当以上止血方法均尝试后仍不能止血，需及时选择颈外动脉结扎。腺样体手术死亡病例中，绝大多数属原发性出血处理不当或不及时所致。

2.**继发性出血**　常发生在术后 5 ~ 10 天，罕见，多与感染或伪膜脱落有关。除采用一般止血方法外，还需要加强抗感染治疗，大多情况下出血可停止，少数出血较严重的需行后鼻孔填塞术以止血。以上处理无效时，要考虑血管栓塞和结扎，同时注意患儿是否有凝血功能异常。大量失血者，应采取静脉输液补液等对症治疗，必要时输血。

（二）咽鼓管咽口损伤

多因手术操作损伤咽鼓管隆突，引起咽鼓管咽口瘢痕狭窄，或持久性咽鼓管闭塞，而致其功能障碍，继而出现听力下降、鼓室积液等分泌性中耳炎的症状，可给予患儿药物治疗、咽鼓管吹张或扩张术，必要时行鼓膜穿刺或置管术。

（三）咽后壁损伤

多因操作时刮匙使用不当，动作粗暴，损伤鼻咽及口咽后壁黏膜、肌肉及筋膜，致伤口愈合较慢，可遗留较大的瘢痕，引起鼻咽、口咽干燥不适或鼻咽部粘连等。

（四）软腭瘫痪

软腭瘫痪很少见，多因咽肌、腭肌受损所致。表现为软腭关闭不全，术后出现开放性鼻音，进食液体时发生鼻腔反流。软腭瘫痪可逐渐恢复。暂时性的软腭关闭不全可发生在超过半数的患者身上，但通常在 2 ~ 4 周内恢复。持续时间超过术后 3 个月的软腭功能障碍，多因术后瘢痕严重、软腭运动受限所致，但发生率极低。嘱患儿练习鼓气及持续吹气，如吹气球、吹乐器，必要时接受言语物理师的引导治疗，甚至可行腭咽部手术治疗。

（五）术后不能拔除气管插管

发生在拔管后 2 小时内，表现为自主呼吸恢复慢，或拔管后上气道阻塞明显，甚至出现呼吸困难。多发生在中重度以上 OSAHS 或合并小下颌畸形、肥胖的患儿。该类患儿除了上气道狭窄，可能还存在呼吸中枢调节功能异常。它继发于长期睡眠呼吸暂停而导致的睡眠低氧血症，表现为呼吸中枢对二氧化碳的敏感度降低，麻醉中的气管插管使上气道较前明显通畅，吸入高浓度氧，失去了高浓度二氧化碳对呼吸中枢的刺激，进而产生中枢性呼吸暂停。术后麻醉药效消退后，呼吸中枢仍受抑制，自主呼吸恢复差，术后仍需呼吸机辅助通气，逐渐适应提高对低氧及高二氧化碳的敏感度。因此，对腺样体肥大合并颅面畸形、肥胖、神经肌肉疾病的高危患儿，应充分进行术前评估，并在术后严密观察。

（六）气道阻塞

术后气道阻塞，主要发生在未满 3 岁的孩子。常出现在术后 2～24 小时，大多数情况下，是由腭部、舌或侧咽部黏膜肿胀引起的。此外，术中误吸血液、分泌物或切下的腺样体组织，也可致呼吸道梗阻甚至肺不张。处理方法为局部及全身应用激素，及时吸痰、清理气道等。气管内插管麻醉可避免这些并发症。对于术前有严重心肺疾患的患儿，由于其对缺氧的耐受性较差，如发生气道梗阻可能会产生严重的并发症，故术后需严密监测。对于病情严重的患儿，必要时可留置气管插管进行呼吸支持 1～3 天。

（七）窒息

窒息是比气道梗阻更为严重的并发症，处理不及时可引起死亡。使用刮匙时，切除的腺样体组织坠入喉口或气管内完全阻塞气道，而引起窒息；此外，术中止血不彻底、术后拔管过早，凝血块坠入喉口或气道，也可引起窒息。此时，应立即将患儿头部向下，使其咯出残余物或凝血块。若不成功，则立即施行直接喉镜或支气管镜检查，以探取异物或凝血块。这就要求手术操作小心谨慎，术中确切止血，确认无活动性出血后方可结束手术，并嘱麻醉医师勿经鼻吸除鼻咽部或口咽部陈血，以避免窒息的发生。

（八）感染

多由上呼吸道急性感染或急性炎症未能控制即接受手术，术后患儿免疫力下降，或术后抗感染治疗不力所致。表现为高热、鼻塞、流脓涕等症状。可先对症全身使用广谱抗生素治疗，若感染症状不缓解，则应提取分泌物送培养，根据细菌培养结果，更换敏感抗生素进行治疗，必要时可行鼻腔冲洗。严格执行围手术期要求，尽量避免术后感染的发生。

（九）寰枢关节半脱位和斜颈

寰枢关节半脱位，即 GRISEL 综合征。粗暴的手术操作、术后咽部水肿、感染都可能导致寰枢关节半脱位。手术创面感染，除可引起继发性出血外，感染可扩散至颈前组织，引起椎体骨质脱钙，关节囊和滑膜组织充血、水肿，寰椎与枢椎间的前纵韧带松弛，综合作用发生寰枢关节半脱位。儿童的韧带松弛也是 GRISEL 综合征的重要条件 [12]。另外，在手术过程中，儿童的头部过度被动旋转和 / 或过伸，或从手术台上转移到医院的病床上时未使用专用转移板，也是寰枢关节半脱位的主要原因 [13]。自发性的寰枢关节半脱位可见于术后 1 周，出现颈部（肌肉）僵硬或痉挛，引起疼痛、颈部活动受限，所以寰枢关节半脱位通常出现儿童自发性的斜颈。首先使用广谱抗生素控制感染，在保守治疗 1 周后持续性斜颈症状没有改善情况下，转诊骨科或神经外科会诊。感染的控制、轻柔细致的手术操作等，是有效避免颈椎外伤、寰枢关节半脱位发生的基本举措。

（十）牙齿脱落

手术中使用戴维氏开口器需依靠门齿固定。一部分患儿手术时还未萌恒牙，乳牙稳固性差，受力容易松动脱落；另一部分患儿因长期张口呼吸，导致上牙列上翘或牙列不齐，上开口器时，切牙各面受力不均，导致牙齿松动脱落。因此，在开口器的使用过程中，应注意动作轻柔，必要时可借用纱布、一次性牙列保护器或牙龈胶等妥善保护好切牙。如为恒牙脱落，应会同口腔科医师立即再植。

（十一）复发或残体

通过临床症状、鼻咽侧位 X 线片或纤维鼻咽喉镜检查，以确诊腺样体术后是否复发。大部分患儿在上呼吸道感染后，可再次出现睡眠打鼾、鼻塞、流涕等症状。不同手术方式切除腺样体的复发率也各不相同，据统计，行腺样体刮除术复发者，明显多于内镜辅助下腺样体切除术者。对于术后复查时再次出现的轻、中度肥大腺样体，首先使用鼻喷激素、鼻冲洗等治疗。如果存在严重变态反应，还可加用口服抗组胺药或糖皮质激素。若保守治疗后腺样体无缩小，症状无缓解，可考虑再次行腺样体切除术。

（十二）鼻咽狭窄

鼻咽狭窄罕见，主要原因为环形的瘢痕形成引起的收缩。多发生于合并扁桃体手术的病例，因其创面更广泛，瘢痕挛缩的危险性也更大。临床表现为鼻塞和闭塞性鼻音。若要进一步治疗，通常需要利用咽黏膜瓣来加以修复。

（十三）腭咽功能不良

明显的腭咽功能不良通常发生于切除较大的腺样体术后，也有观点认为与术前未发现的腭咽黏膜下裂有关。术前应仔细检查患儿，尽早发现腭咽裂，并同期手术治疗。

（十四）颅内并发症

颅内并发症极少见，在行腺样体切除术时，感染可从鼻咽部未完全退化的颅颊囊向颅内扩散，引起颅内感染，如脑膜炎等。

（十五）下颌骨髁状突骨折

术中下颌关节半脱位，造成罕见的髁状突骨折。

综上所述，腺样体切除术后并发症的发生，与采取的手术方式、手术操作过程、是否存在其他发育异常、是否存在上呼吸道感染等多方面因素有关。术前全面而正确地评估患儿身体状况，呼吸机治疗，控制感染，选择合适的手术方式，精准细致的手术操作，均可以有效降低患儿术后并发症的发生率。术后若出现相关并发症，应及时积极对症处理，尽量减少并发症对患儿及家属身心的损害。

十、预后

腺样体肥大的主要危害在于与其相关的症状及疾患，比如鼻塞、反复分泌性中耳炎或鼻窦炎、睡眠呼吸紊乱等等，这些症状和疾患能明显降低患儿的生活质量，甚至影响其生长发育。而之前有多项研究曾证实，腺样体切除术的实施，能有效缓解儿童相关症状，并降低相关疾患的发生率，除腺样体切除带来的机械性阻塞的缓解外，腺样体本身可作为感染灶的去除亦是其重要的原因。因此，对于已有明确鼻塞、反复分泌性中耳炎及鼻窦炎，或者睡眠呼吸紊乱的患儿，腺样体切除术可作为有价值的治疗措施。

远期时效：有学者在总结了30年间10 948例患儿的数据后发现，因相关症状或疾患复发而需要再次手术的患儿有168例，仅占1.5%，从而证实了此类手术的价值。既往文献指出，术后复发的可能原因主要有以下几点：①腺样体与周围组织的分界线并非清晰明确，以及传统手术方式的术野局限等原因，可导致肥大的腺样体难以被完全切除；②存在咽喉反流及过敏等因素；③咽鼓管扁桃体的过度增生；④造成局部淋巴组织增生的原因未根除。另外，过小的年龄及未同时行扁桃体切除术是复发的预测因素，但具体机制并不十分明确。[14] 此结果提示，对于此类患儿，我们更应加强术前宣教，并予以密切随诊，以保证患儿能长期从治疗中获益。

第二节　非手术治疗

尽管腺样体切除术仍是腺样体肥大治疗的首选，但因其带来的潜在创伤，使得越来越多的研究开始关注于保守治疗，在过去的数十年中，药物治疗，尤其是抗白三烯类药物与鼻喷激素对腺样体肥大的治疗价值，逐渐得到临床医师的重视。

一、抗白三烯类药物

目前腺样体肥大的发病机制尚未明确，但腺样体发生的病理性增生与反复发作的炎性刺激密切相关。白三烯是细胞膜磷脂分子层中的花生四烯酸在各种刺激作用下合成的系列炎症介质，具有收缩支气管平滑肌的特性，并能够发动和加剧一系列生物反应，在哮喘、变应性鼻炎等疾病的发病中起作用。白三烯受体拮抗剂是非激素类抗炎药物，可以预防和减轻黏膜炎性细胞浸润，使得患者鼻腔鼻咽分泌物中淋巴细胞、嗜碱性粒细胞、嗜酸性粒细胞和巨噬细胞数量显著减少，诱导细胞凋亡，影响细胞因子和炎症介质的释放等，同时在改善肺功能、降低气道高反应性、抑制气道重塑及抗肺纤维化中也有重要作用。所以可以口服白三烯受体拮抗剂作为腺样体肥大的保守治疗方法。有学者曾通过一项随机双盲对照试验证实，腺样体肥大的 OSAHS 患儿经过 12 周的口服抗白三烯类药物（孟鲁司特钠）的治疗，腺样体的大小及 OSAHS 的严重程度都有显著降低，证实了此类药物的临床价值[15]。

二、鼻喷激素

局部激素喷鼻剂可以直接作用于鼻腔和鼻咽部黏膜部位，直接抑制黏膜免疫系统的过度免疫反应。糖皮质激素的抗炎作用由气道细胞质内的糖皮质激素受体所介导。有学者[16]认为，肥大的腺样体组织内存在大量的糖皮质激素受体和 mRNA，鼻用激素与局部受体结合可以抑制淋巴细胞的活性，降低鼻腔及鼻咽部炎症反应，调理腺样体菌落，使得腺样体组织缩小。也有试验表明，鼻用类固醇激素直接对腺样体肥大症状有效，是其通过抑制过敏反应中的炎症介质而起效[17-18]。

1995 年，Demain 和 Goetz[17]首先报道了 17 例儿童腺样体肥大患者在使用激素喷鼻剂后，均出现腺样体体积缩小及临床症状改善。Berlucchi[19]则通过随机对照试验证实，鼻喷激素可使得腺样体肥大患儿的主观和客观临床指标均有所改善，有高达 77.7% 的患儿可因此避免腺样体手术，其同样证明了在其研究人群中并无与长期治疗（28 月）相关的并发症的发生，因此建议对于腺样体肥大的患儿应先尝试鼻用激素治疗。另有学者[20]证实，鼻喷激素的治疗作用与年龄、变应性鼻炎及鼻窦炎等并无关系，拓展了此类治疗的适应证。

临床上对于糖皮质激素应用于儿童腺样体肥大治疗的顾虑，主要在于对其安全性的担忧，特别是担心其会否因全身暴露而导致下丘脑 - 垂体 - 肾上腺轴抑制引起的生长抑制。有学者[21]通过随机、双盲、安慰剂对照研究鼻用激素对儿童生长发育的影响，结果表明，在青春期前应用鼻用激素的儿童，其生长速度与安慰剂组的生长速度没有差别。因此，鼻喷激素治疗儿童鼻部疾病的安全性已经得到越来越多的认可。

三、联合治疗

对于研究资料最为丰富的抗白三烯类药物及鼻喷激素，有学者曾通过大样本数据（752 例）研究发现，二者的联合使用可取得更佳的临床疗效，可使得超过 80% 的腺样体肥大引发的轻度 OSAHS 患儿受益，最终仅有 12.3% 的患儿需要进一步的手术治疗，充分证实了保守治疗的潜在临床价值[22]。尽管如此，当前此类治疗的细节如疗程和剂量的优化还未统一，而患儿在以后的生长发育过程中能否保持其疗效直至腺样体逐渐萎缩，这些都有待于较大规模的长期的前瞻性临床试验验证，这也将是我们以后研究的重点。

参考文献

[1] DARROW D H, SIEMENS C. Indications for tonsillectomy and adenoidectomy [J]. Laryngoscope, 112(S100): 6-10.

[2] AARDWEG M T A V D, BOONACKER C W B, ROVERS M M, et al. Effectiveness of adenoidectomy in children with recurrent upper respiratory tract infections: open randomised controlled trial [J]. BMJ, 2011, 343: 5154.

[3] 胡红兵, 邵剑波, 夏忠芳. 腺样体切除术对儿童免疫功能的影响 [J]. 山东医药, 2006, 46（32）: 56-57.

[4] LAL H, SACHDEVA O P, MEHTA H R, et al. Serum immunoglobulins in patients with chronic tonsillitis [J]. J Laryngol Otol, 98(12): 1213-1216.

[5] Section on Pediatric Pulmonology, Subcommittee on Obstructive Sleep Apnea Syndrome, American Academy of Pediatrics. Clinical practice guideline: Diagnosis and management of childhood obstructive sleep apnea syndrome [J]. Pediatrics,

2002, 109(4): 704–712.

[6] Dearking A C, Orvidas L J. Factors associated with revision adenoidectomy [J]. Otolaryngol Head Neck Surg, 2011, 145(S2): 107–108.

[7] 徐保平，申昆玲，张亚梅，等. 手术治疗腺样体肥大儿童阻塞性睡眠呼吸暂停综合征 [J]. 中国当代儿科杂志，2004，6（2）：121–124.

[8] SMITH W, YUNQ M. How we do it: Laser reduction of peri-tubal adenoids in selected patients with otitis media with effusion [J]. Clinical Otolaryngology, 2006, 31(1): 69–72.

[9] 冯炜，孙汝山. 激光凝固术治疗儿童单纯腺样体肥大的早期疗效 [J]. 中国眼耳鼻喉科杂志，2007，7（5）：305–306.

[10] 张玉君，易红良，张维天，等. 射频消融治疗儿童扁桃体和腺样体肥大 [J]. 中国医学文摘：耳鼻咽喉科学，2008，23（2）：84–85.

[11] WINDFUHR J P, CHEN Y S, REMMERT S. Hemorrhage following tonsillectomy and adenoidectomy in 15218 patients [J]. Otolaryngol Head Neck Surg, 2005, 132(2): 281–286.

[12] FERNANDEZ CORNEJO V J, MARTINEZ-LAGE J F, PIQUERAS C, et al. Inflammatory atlanto-axial subluxation (Grisel's syndrome) in children: clinical diagnosis and management [J]. Childs Nerv Syst, 2003, 19(5–6): 342–347.

[13] BOCCIOLINI C, DALL'OLIO D, CUNSOLO E. Grisel syndrome: a rare complication of adenoidectomy [J]. Acta Otorhinolaryngol Ital, 2005, 25(4): 245–249.

[14] MITCHELL R B, ARCHER S M, ISHMAN S L, et al. Clinical practice guideline: tonsillectomy in children (update) -executive summary [J]. Otolaryngol Head Neck Surg, 2019, 160(2): 187–205.

[15] GOLDBART A D, GREENBERG-DOTAN V, TAL A. Montelukast for children with obstructive sleep apnea: a double-blind, placebo-controlled study [J]. Pediatrics, 2012, 130(3): 575–580.

[16] GOLDBART A D, VELING M C, GOLDMAN J L, et al. Glucocorticoid receptor subunit expression in adenotonsillar tissue of children with obstructive sleep apnea [J]. Pediatr Res, 2005, 57(2): 232–236.

[17] DEMAIN J G, GOETZ D W. Pediatric adenoidal hypertrophy and nasal airway obstruction: reduction with aqueous nasal beclomethasone [J]. Pediatrics, 1995, 95(3): 355-364.

[18] RAK S, JACOBSON M R, SUDDERICK R M, et al. Influence of prolonged treatment with topical corticosteroid (fluticasone propionate) on early and late phase nasal responses and cellular infiltration in the nasal mucosa after allergen challenge [J]. Clin Exp Allergy, 1994, 24(10): 930-939.

[19] BERLUCCHI M, SALSI D, VALETTI L, et al. The role of mometasone furoate aqueousnasal spray in the treatmentofadenoidalhypertrophy in the pediatric age group: preliminary results of a prospective, randomized study [J]. Pediatrics, 2007, 119(6): 1392-1397.

[20] JUNG Y G, KIM H Y, MIN J Y, et al. Role of intranasal topical steroid in pediatric sleep disordered breathing and influence of allergy, sinusitis, and obesity on treatment outcome [J]. Clin Exp Otorhinolaryngol, 2011, 4(1): 27-32.

[21] ALLEN D B, MELTZER E O, LEMANSKE R F, et al. No growth suppression in children treated with the maximum recommended dose of fluticasone propionate aqueous nasal spray for one year [J]. Allergy Asthma Proc, 2002, 23(6): 407-413.

[22] KHEIRANDISH-GOZAL L, BHATTACHARJEE R, BANDLA H P, et al. Antiinflammatory therapy outcomes for mild OSA in children [J]. Chest, 2014, 146(1): 88-95.

第七章

中医学对腺样体肥大的认识及治疗

　　近些年，腺样体肥大得到了中医学界越来越多的关注，对于腺样体肥大的认识与治疗的研究也渐渐展开。2014 年《儿童腺样体肥大引发睡眠呼吸障碍的中医诊疗专家共识》提出，中医学在腺样体肥大患儿的治疗过程中可以发挥重要的作用，也是治疗和改善儿童睡眠呼吸紊乱的重要治疗手段[1]。中医学治疗能够缩小腺样体体积，改善临床症状；减轻单纯由于鼻腔因素导致的腺样体肥大引发睡眠呼吸暂停的症状，使部分患儿避免手术；在术前改善鼻腔局部炎症情况，为手术治疗创造条件；帮助复发患儿避免接受二次手术。

第一节 中医学对腺样体肥大的认识

由于古代医家对解剖学认识的局限性，中医学中并没有出现与腺样体肥大相对应的疾病名称。仅在《灵枢经》中有"颃颡者，分气之所泄也……人之鼻洞涕出不收者，颃颡不开，分气失也"的论述，其所描述的症状与本病类似。睡眠打鼾作为腺样体肥大的常见症状之一，在《诸病源候论》中有记载："鼾眠者，眠里喉咽间有声也。人喉咙气上下也，气血若调，则寤寐不妨宣畅；气有不和，则冲击喉咽而作声也。"由此可知，气血不调可引起睡眠中鼾声时作。诸如此类对由腺样体肥大所引起的症状描述，散见于古代医籍中。

在中医学中，并没有与腺样体肥大相对应的疾病名称，因此在其中医病名归属问题上存在一些分歧。通过参考大量中医文献，有根据症状将其归于"鼻窒""鼾眠"者，有根据病机命名为"痰核"者，另有医家根据腺样体肥大的症状特征自创"颃颡不开""窠囊""鼻核"等病名。因此，我们对于腺样体肥大的中医病名暂不予定义。

腺样体肥大的三大鼻部主要症状为慢性鼻塞、流涕和闭塞性鼻音。这与中医学中的"鼻窒"症状相类似。鼻窒一名首见于《素问·五常政大论》，"少阳司天，火气下临，肺气上从……大暑以行，咳嚏鼽衄鼻窒"。《金匮要略·痉湿暍病脉证治》亦载有用药物纳入鼻窍内治疗鼻窒之法。后世医家对鼻窒的认识多是在此基础上进行论述和发展的。

《诸病源候论》中多次明确提出肺之阳气不足，外之风冷邪气乘虚袭肺，客于脑，致肺气不和，阳气不得宣发，阴邪滞留于鼻窍，是鼻窒的病因病机。在论及小儿鼻窒塞不利时，阐明肺之阳气不能上荣于头面，风冷之气入于脑，滞留于鼻间而发病。

　　《备急千金要方》中治疗脑冷鼻窒塞不利，用通草、辛夷、甘遂、桂心、川芎、附子等品，纳鼻窍内，意在辛散芳香通窍，再配合针灸、按摩等法；并提出了鼻窒病有热者取黄芩、栀子代替当归、细辛的辨证用药观点；在针灸治疗方面，灵活选用针刺穴位，并采用灸法。

　　《素问玄机原病式》载有"鼻窒，鼻塞也"，又有"侧卧则上窍通利，下窍闭塞"，指出了本病的主要症状特点。后人又从肺火、肺寒、肺胃虚弱等方面进行辨证施治，目前，在临床上仍有很大参考价值。

　　《证治准绳》："肺气通于鼻，肺和则能知香臭矣。夫阳气宗气者，皆胃中生发之气也，其名虽异，其理则一。若因饥饱劳役损脾胃，生发之气既弱，其营运之气不能上升，邪塞孔窍，故鼻不利而不闻香臭也。宜养胃气、实营气，阳气宗气上升，鼻管则通矣。"《证治准绳》："王汝言曰：鼻塞不闻香臭，或但遇寒月多塞，或略感风寒便塞，不时举发者，世俗皆以为肺寒，而用解表通利、辛温之药不效，殊不知此是肺经素有火邪，火郁甚则喜得热而恶见寒，故遇寒便塞，遇感便发也。治法清肺降火为主，而佐以通气之剂。若如常鼻塞不闻香臭者，再审其平素，只作肺热治之，清金泻火清痰，或丸药噙化，或末药轻调，缓服久服，无不效矣。"该书从脾胃损伤、邪滞鼻窍等方面对鼻窒塞不通利的病机加以论述。

　　腺样体肥大作为引起儿童阻塞性睡眠呼吸暂停低通气综合征的主要病因之一，临床主要表现为夜间打鼾，故本病也可归于"鼾眠"的范畴。最早对鼾眠做出明确定义的是隋代巢元方的《诸病源候论》，"鼾眠者，眠里喉咽间有声也"。此后，历代医家虽对鼾眠一病有所描述，但多是作为其他疾病所表现出的临床症状之一，极少有将鼾眠作为一个独立疾病进行论述者。

　　《中医耳鼻喉口腔科临床手册》将该病之病因病机归纳为脏气未充、外邪侵袭、失治或治之不当、邪留鼻咽交界之处，痰气结聚，腺样体增殖，颃颡不开，堵塞耳窍而为病。《中医耳鼻咽喉科临床手册》则概括为"肾精亏虚，虚火上炎""肺脾不足，痰湿困结""邪毒留滞，气血凝结"三个方面病因。

第二节　腺样体肥大的病因病机

一、心肺不和

《素问·五脏别论》云："五气入鼻，藏于心肺，心肺有病，而鼻为之不利。"《赤水玄珠》云："心主五臭，肺主诸气，鼻者肺窍也，反闻香臭者何也？盖以窍言之，肺也。以用言之，心也。"《圣济总录》亦云："夫鼻为肺之窍，非能自和也，必肺气流通，然后鼻为用而香臭可知。若心经移热于肺，致肺脏不和，则其窍亦无以宣达，故为齆鼻。"鼻知香臭，不仅与肺一脏有关，而且依赖于心肺两脏的调和。对于《内经》所谓的心肺有病，多数医家认为是指"心肺有热"。心肺不和可以说是古代医家关于鼻窒病因的最早学说。

二、寒邪袭肺

《诸病源候论》云："肺主气，其经手太阴之脉也，其气通鼻。若肺脏调和，则鼻气通利，而知臭香。若风冷伤于脏腑，而邪气乘于太阴之经，其气蕴积于鼻者，则津液壅塞，鼻气不宣调，故不知香臭而为齆也。"《保婴撮要》亦云："鼻乃肺之窍，皮毛腠理乃肺所主。此因风邪客于肺，而鼻塞不利者，宜用消风散，或用葱白七茎，入油、腻粉少许，擂摊绢帛上，掌中护温贴囟门。"鼻为肺之外窍，冷风寒邪袭肺，经气不宣，鼻气不利，发为鼻塞。本学说是历代医家引用或论述较多的一种学说。

三、肺经郁热

张介宾《景岳全书》曰"大都常塞者多火，暴塞者多风寒"，认为长期鼻塞者多因火热之邪所致，突发鼻塞者多因风寒之邪所致。《医学入门》云："鼻塞须知问久新……久则略感风寒鼻塞等症便发，乃肺伏火邪，遇甚则喜热恶寒，故略感冒而内火便发。"肺经郁热学说，起源并盛行于明清时期，这一学说进一步完善与发展了鼻窒的病因，为本病的治疗提供了更宽广的思路。

四、肺卫气虚学说

《赤水玄珠》记载："因卫气失守，寒邪客于头面，鼻亦受之，不能为用，是不闻香臭矣。"鼻为肺之外窍，肺气虚弱，卫气不固，则易感受邪毒，致鼻窍发生病变不闻香臭。

五、脾胃虚弱学说

《素问·玉机真脏论》云："脾为孤脏……其不及，则令人九窍不通。"《证治准绳》："若因饥饱劳役损脾胃，生发之气既弱，其营运之气不能上升，邪塞孔窍，故鼻不利而不闻香臭也。"脾胃为气血生化之源，脾胃虚弱，营运之气不能通达鼻窍，鼻窍不利，则不闻香臭。此外，鼻塞日久亦可损伤脾胃，《医学入门》云："鼻塞久不愈者，必内伤肺胃，清气不能上升，非外感也。"可见，脾胃虚弱与鼻窒互为因果，互相影响。

本病的发生与儿童饮食不当、居处环境也有密切关系。嗜食肥甘厚腻、膏粱厚味，脾失健运，不能运化与传输水谷精微，聚湿生痰，痰湿血脂聚集，以致体态臃肿。痰湿日久，郁而化热，痰热交阻。痰湿或痰热上阻于气道，壅滞不畅，痰气交阻，肺气不利，入夜益甚，使肺主气、司呼吸功能失常，出现鼾声如雷、呼吸暂停等症状。居室中，烟气环绕，熏蒸清道，灼津成痰，痰热上阻咽喉，肺失宣降，气机升降失常，痰气搏击于气道而作鼾，甚至呼吸暂停。儿童腺样体肥大导致的鼾眠，或与其父母的吸烟习惯有关。

总的来说，腺样体肥大病因有虚有实。实者，多责于气血瘀阻或痰湿凝结；虚者则多归咎于肺肾阴虚或肺脾气虚。其中尤以脾失健运，肺气不利为关键。在病程发展过程中，常因内外因孰轻孰重治疗方法不同，而产生各种不同的病理变化。

第三节　腺样体肥大的辨证施治

一、辨证要点

腺样体肥大的主要特征，是腺样体的异常改变和由此而引发的一系列局部及全身的临床表现。因此，辨识腺样体的形态色泽变化及全身症状，对于辨别其证候类型具有提纲挈领的作用。

（一）辨虚实

素体多病，发育迟缓，时有头痛，记忆力差，形体瘦弱，神疲乏力，面色㿠白，腺样体肿大，触之不硬，脉细无力者，多属虚证；形体壮实，呼吸气粗，鼾声有力，腺样体硬实，舌暗红，或有瘀斑者，多属实证。

（二）辨腺样体形态色泽

腺样体肿大，色红或暗红，触之不硬，分泌物呈黄白色，量不多者，多属阴虚；腺样体肿大色淡，触之柔软，分泌物色白量多者，多属气虚；腺样体肿大暗红，上布血丝，触之较硬实者，多属气血瘀阻；腺样体肿大，表面凹凸不平，呈明显分叶状，色淡红或红，表面可附有分泌物，多属血瘀。

二、证候分类

现有书籍中对本病的辨证分型较为少见，在《中医耳鼻咽喉口腔科学》[2] 中，王永钦教授将本病分为肺肾阴虚、肺脾气虚、气血瘀阻三型。笔者查阅大量文献及教科书后，未发现更加系统、更加贴近临床的关于腺样体肥大的辨证分型。孙书臣教授及其研究生乔静对 204 例患儿在常见症状、舌脉之象、相关致病因素、夜间血氧情况、OSA-18 量表及鼻内窥镜下腺样体情况等方面进行分析，发现有部分患儿不能归入前述三类辨证分型中，综合分析之后，提出了腺样体肥大新的更加全面的辨证分型，详述如下。

（一）肺肾阴虚型

主症：鼻塞，涕黄白，量不多，颃颡不适，口咽干燥，睡眠中时有鼾声；体弱多病，发育迟缓，形体消瘦，时有头痛，记忆力差，少寐多梦，夜卧不宁，腺样体肿大，色红或暗红，触之不硬，舌红少苔，脉沉细弱或细数。

证候分析：肾阴为一身阴精之根本，有滋润形体脏腑，充养脑髓骨骼，抑制阳亢火动，维持正常生长发育之功。肾阴亏损，则形体脏腑失其滋养，精血骨髓日益不足，肾阳失去制约，亢而为害而致病。肺主肃降，开窍于鼻，肺气和则呼吸利。今肺肾之阴皆亏，阴津不得上达，咽失滋润，故口咽干燥；肺失清润肃降之机，故鼻塞，睡中打鼾。肾阴不足则脑髓亏虚，故头痛，记忆力差；形体得不到阴精濡养，故消瘦，发育迟缓，体弱多病；阴虚不能制阳，虚火内动，上扰心神，故少寐多梦，夜卧不宁。肾阴不足，津液不能上乘，腺样体失于濡养，阴虚日久，必生内热，虚火上炎，搏结于腺样体，致其肿胀增大，色红或暗红，气血与虚火尚未结瘤，故腺样体不硬；虚火灼腐肌膜，故见分泌物黄白而量不多。舌红少苔，脉沉细弱或细数皆为阴精不足、虚火上炎之征。

治则：以养阴润肺，补肾填精为主。

（二）肺脾气虚

主症：鼻塞，涕黏白或清稀，睡眠时有鼾声，咳嗽，咳痰色白，肢体倦怠，纳少腹胀，大便溏泄；表情淡漠，面色㿠白；腺样体肿大色淡，触之柔软，分泌物色白量多；舌淡肿有齿痕，苔白，脉缓弱。

证候分析：肺主肃降，开窍于鼻，肺气和则呼吸畅。今肺气亏虚，不得肃降而上逆，故鼻塞，咳嗽，睡中有鼾声；脾为生痰之源，肺为贮痰之器，肺虚则不能布津，聚湿生痰，故咳痰色白。脾虚则胃弱，受纳与健运障碍，故纳少腹胀，大便溏薄；脾主肌肉四肢，脾虚则气血生化无源，四肢肌肉无以充养，故肢体倦怠。肺脏虚弱，卫外功能下降，易为邪毒侵犯，正气不足，清肃无力，则邪毒易滞留颃颡，久而不去；脾胃运化失健，易致湿邪内停，循经上犯颃颡，湿停日久则凝聚为痰，痰湿与邪毒抟结于腺样体，使其肿胀色淡；痰湿内生，但未化热，故分泌物色白量多。气虚则不能上荣于面，故面色㿠白；气虚血少，湿浊上淫，舌体不荣，故见舌质淡胖；气虚则里寒盛，故舌苔白；气虚不足以充其脉，故脉缓弱。

治则：以补益肺脾，化痰散结为主。

（三）气血瘀阻型

主症：鼻塞日久，持续不减，睡中鼾声时作；耳内闷胀，听力下降；腺样体肿大暗红，上布血丝，触之较硬实，日久不愈，舌质暗红或有瘀斑，脉涩。

证候分析：邪毒久留不去，滞于颃颡，阻于腺样体脉络，壅遏气血，气血运行不畅，渐滞成癖，以致腺样体肿大暗红，上布血丝，触之较硬实，日久不愈；腺样体阻于颃颡，压迫咽鼓管口，使之开启不利，故耳闷，听力下降。鼻为肺之外窍，邪毒久留鼻窍，阻于鼻窍脉络，肺气出入不利，则肺之外窍阻塞，持续不解，故见鼻塞。气血凝滞不通，故见舌质暗红或有瘀斑；血脉不畅，故见涩脉。

治则：以行气活血，软坚散结为主。

（四）痰凝血瘀型

主症：鼻塞日久，持续不减，痰涕黏稠，或黄或白，睡眠中鼾声时作，张口呼吸；咳嗽，清嗓，咳痰，痰白黏，量不多，咽痛；尿床，听力下降，夜间缺氧较重；腺样体肿大，表面凹凸不平，呈明显分叶状，色淡红或红，表面可附有分泌物；舌红或淡红，苔白腻或薄白，脉滑或涩。

证候分析：邪毒久滞于经络，阻滞气血，气血瘀滞则津液不能输布，聚而成痰，血行不畅则腺样体肿大，表面凹凸不平，呈明显分叶状，色淡红或红，血分属阴，故夜间缺氧较重；痰凝于上焦，则肺气不能宣发，故睡眠中鼾声时作，张口呼吸，肺气不舒则有咳嗽，清嗓，咳白黏痰，无以通调水道，故有尿床；鼻为肺之外窍，邪毒久留鼻窍，阻于鼻窍脉络，肺气出入不利，则肺之外窍阻塞，持续不解，故见鼻塞；痰火上扰，发为咽痛；痰凝故见舌红苔白腻，脉滑，血瘀故见涩脉。

治则：以行气活血，通窍化痰为主。

临床上发现，该型腺样体肥大与睡眠呼吸暂停综合征有密切关系，应建议患儿尽早进行多导睡眠监测，如果监测结果显示患儿夜间缺氧严重，应建议考虑手术治疗。

第四节　腺样体肥大的治疗方法

一、一般治疗与预防

预防感冒、避免接触变应原、合理饮食、减少甜食及油腻食物的摄入、减少或尽量避免二手烟的吸入、锻炼身体、控制体重等，都属于生活调整的范畴，对腺样体肥大及睡眠呼吸障碍有改善作用。轻度腺样体肥大若未引起明显局部症状及睡眠呼吸紊乱，早期应重视生活调整，并密切关注疾病进展及症状表现。中医强调治未病，合理调整生活及饮食习惯，可以从一定程度上预防腺样体肥大的发生，从而降低睡眠呼吸障碍发生或恶化的概率。

二、中医治疗原则

根据患儿舌象、脉象及鼻内窥镜下腺样体表现，进行中医辨证分型，以确定相应的治疗原则，遣方用药。

临床上，大部分腺样体肥大患儿有主要症状，如鼻塞、打鼾、张口呼吸、流涕、咳嗽；部分伴随症状，如咳痰、清嗓、咽痛、尿床和耳部症状。但其主要症状的表现、舌象、脉象及鼻内窥镜下腺样体表现，决定了其在中医的辨证分型上有所差异，这就要求我们在临床治疗中辨证论治。

不同辨证分型下的腺样体肥大患儿，均可出现夜间氧饱和度下降。相关研究表明，肺肾阴虚型、肺脾气虚型及气血瘀阻型在临床症状的严重程度上，无显著性差异。痰凝血瘀型患儿夜间缺氧症状较重，氧饱和度下降明显，与前三类辨证分型在临床症状的严重程度上存在显著性差异。

痰凝血瘀型是由前三类辨证分型，尤其是气血瘀阻型腺样体肥大长期得不到有效治疗发展而来，也是腺样体肥大引发阻塞性睡眠呼吸暂停低通气综合征最主要的辨证分型。此类辨证分型的患儿，由于病程较长，腺样体组织可能已发生纤维化，保守治疗的效果有时欠佳。

对于肺肾阴虚型、肺脾气虚型及气血瘀阻型腺样体肥大患儿，建议先期采用非手术治疗，尤其可优先考虑中医药治疗，可有效控制临床症状，减小腺样体体积；痰凝血瘀型如短期内非手术治疗无明显改善，建议患儿尽快接受手术治疗。

基于以上所述，中医对于腺样体肥大的临床诊疗要重视腺样体肥大与睡眠呼吸障碍这二者之间的关系，手术适应证要明确，疾病早期是否采取非手术治疗和中医学的治疗是临床医生必须考虑的。

三、中医治疗优势及特点

（一）减小腺样体体积

中医治疗可使一些患儿的腺样体体积减小，临床症状改善，使部分患儿避免手术。

（二）改善鼻腔局部炎症，为手术治疗创造条件

中医治疗能够改善鼻腔通气引流，减轻鼻腔黏膜水肿，控制鼻腔局部炎症，降低患儿术前后的感染概率，为手术治疗创造良好的鼻腔环境。同时，在等待手术的时间内，中医治疗可改善患儿症状，减轻患儿痛苦。

（三）前瞻手术治疗效果，减少术后复发

腺样体肥大与上呼吸道疾病密切相关，急性上呼吸道感染、鼻炎、鼻窦炎、扁桃体肥大等疾病均可导致腺样体迅速增生肥大，引起一系列临床症状。中医治疗能够有效控制上呼吸道感染，减少鼻

炎、鼻窦炎、扁桃体肥大等疾病的发生，降低患儿同时进行扁桃体手术的风险，提升患儿接受腺样体切除术的意愿，并且能降低腺样体肥大术后复发的概率。

（四）改善单纯由于鼻腔因素导致的腺样体肥大所引发的睡眠呼吸暂停症状

鼻腔、咽腔等多种因素均可导致腺样体增生肥大，引发睡眠呼吸暂停的症状。对于单纯由于鼻腔因素导致的腺样体增生肥大，中医治疗能够有效控制鼻腔局部炎症，改善鼻塞症状，从而减轻睡眠呼吸暂停的症状。

（五）使复发患儿避免接受二次手术治疗

部分患儿接受腺样体切除术后，短时间内能够有效控制睡眠呼吸暂停症状，但由于其鼻腔、咽腔的局部炎症反应并没有得到根本治疗，术后一段时间内腺样体可再次增生肥大，出现睡眠呼吸暂停症状。对于此类患儿，西医主张再次接受手术治疗。在患儿腺样体切除术后积极接受中医治疗，能够有效控制鼻腔、咽腔局部炎症，降低腺样体肥大复发概率，使患儿避免接受二次手术。

四、中医治疗方法

现代中医学对于本病的治疗虽有一定认识，但是少见相关书籍进行系统的论述，在《中医耳鼻咽喉口腔科学》中有介绍，以六味地黄汤合百合固金汤加减治疗肺肾阴虚型，以补中益气汤合二陈汤治疗肺脾气虚型，以会厌逐瘀汤治疗气血瘀阻型。文献报道中医治疗儿童腺样体肥大方法较多，且多以自身经验拟定方药进行治疗，仅内治法就有"分期论治""分型论治""专方专治"等不同思路，现结合本书辨证分型，对于文献所述治疗方法进行总结。

（一）内治法

1. 肺肾阴虚型　治则：以养阴润肺，补肾填精为主。《中医耳鼻咽喉口腔科学》建议以六味地黄汤合百合固金汤加减，治疗此证型腺样体肥大文献报道较少，且多为经验探讨类文献，刘竹云等[3]以六味地黄丸合苍耳子散（生地黄、山药、山茱萸、薄荷、桔梗、牛蒡子、防风、苍耳子、辛夷、白芷、菊花、甘草、龟甲、鳖甲）治疗肺肾阴虚型腺样体肥大，以六味地黄丸之益肾养阴结合苍耳子散之宣肺开窍。

2. 肺脾气虚型　治则：以补益肺脾，化痰散结为主。从文献来看，经方以参苓白术散[4]为主，亦可见八珍汤[5]加减治疗腺样体肥大报道。现代临床研究认为，痰或为腺样体肥大的重要病机，脾为生痰之源，肺为贮痰之器，肺脾不足，痰湿困于颃颡，故在临床用药上多在健脾益肺基础上加以化痰散结之方，如二陈汤、消瘰丸等。文献报道自拟方药治疗，其成方思路也多以健脾益肺、化痰散结为主，如霍红梅等[6]以六君消瘰汤（党参、白术、茯苓、陈皮、法半夏、玄参、牡蛎、浙贝母、桔梗、甘草）治疗肺脾气虚型腺样体肥大患儿92例，总有效率95.65%，优于对照组孟鲁司特钠＋糠酸莫米松鼻喷雾剂治疗。周小红等[7]以扶中散腺方，周士伟[8]以健脾缩腺汤加减治疗肺脾气虚型腺样体肥大，均有良好疗效。

3. 气血瘀阻型　治则：以行气活血，软坚散结为主。对于病程较长患者，基于"久病入络"思想，将瘀血视为腺样体肥大的病机之一，彭文[9]用补阳还五汤加减治疗腺样体肥大引起的鼾症，总有效率为85%；刘玉书[10]重用活血药，自拟"核消散"治疗儿童腺样体肥大480例，总有效率93.7%，且大大减少复发率。

4. 痰凝血瘀型　治则：以行气活血，通窍化痰为主。由于痰凝血瘀证患儿病程较长，且该证型患儿经睡眠监测后发现在最低血氧饱和度和呼吸暂停低通气指数（apnea-hypopnea index，AHI）上更为严重，临床研究多以综合治疗为法，且多以自拟方药治疗。陈传强等[11]自拟消腺方（玄参9g、浙贝母9g、夏枯草9g、莪术6g、桃仁6g、皂角刺9g、黄芩9g、忍冬藤9g、川芎6g、陈皮9g、炒僵蚕9g、甘草3g。体虚多汗者加黄芪9g、党参15g、白术6g；流脓涕明显者加鱼腥草15g、白芷6g、辛夷6g；有痰咳嗽者加姜半夏6g、茯苓10g、炒莱菔子6g；根据临床症状加减）治疗痰凝血瘀型腺样体肥大患儿，治疗有效，联合穴位按摩总有效率明显升高。

（二）外治法

近些年，中医外治法在治疗小儿腺样体肥大中发挥了很重要的作用。小儿服药困难，中医外治法痛苦较小，可适用于各种腺样体肥大患儿，外治法联合内治法治疗，也可增加治疗效果，降低药物造成的肝肾负担。

1. 针刺治疗　临床多以肺、脾、肾经穴位为主，根据辨证分型及临床症状配用其他经穴位。赵文明等[12]将金针王乐亭教授治疗淋巴结结核、甲状腺肿大、腮腺炎的针刺方法，用于治疗儿童腺样体肥大，由曲池进针，经过肘髎、手五里，到达臂臑，并配伍列缺、太冲、丰隆等，在临床上取得了很好的疗效。

2. 推拿治疗　小儿推拿操作安全，易被接受，临床单用或合并其他疗法治疗腺样体肥大均较为多见，近端选穴可点按迎香、鼻通，拿揉风池、风府等，远端则可根据辨证使用清肺经、补脾经、补肾经等。王赛娜等[13]对11例腺样体肥大患儿采用推拿手法治疗，总有效率90.91%。

3. 耳针治疗　耳穴可选取肺、肾、脾、胃、咽喉、内鼻、内分泌、神门、肾上腺等穴。使用王不留行贴压耳穴更易被患儿接受，单用耳针治疗腺样体肥大文献中少见报道，多为联合其他疗法使用。

（三）综合治疗

为达更好的疗效，临床多选择多种外治法联合，或外治法与内治法联合的治疗方法。

多种外治法的连用一般是将整体调理与局部治疗相结合，如张丽敏等[14]使用小儿推拿联合揿针治疗腺样体肥大，效果优于糠酸莫米松鼻喷雾剂治疗。李佩玲等[15]使用热敏灸联合推拿治疗痰凝血瘀型儿童腺样体肥大，效果优于糠酸莫米松鼻喷雾剂治疗。

内外联合则能够更好地将理法方药相结合，在治疗中起到互补作用，同时减少内治法药物使用，降低不良反应可能。

葛国岚[16]对104例腺样体扁桃体肥大患儿予化痰补肺通窍方联合啄治疗法治疗8周后，患儿体征评分、Th17、Th17/Treg、OSA-20生活质量评分降低情况均优于对照组（糠酸莫米松鼻喷雾剂联合孟鲁司特钠治疗），且两组不良反应发生率差异无统计学意义。

朱镇华等[17]采用参苓灌洗液（黄芪、党参、茯苓、砂仁、白术、桔梗、白芷、山药、辛夷、黄芩、皂角刺等；300ml/瓶）鼻咽腔灌洗治疗腺样体肥大伴慢性鼻窦炎患儿52例，为治疗组；以生理盐水40ml加庆大霉素8万U、地塞米松磷酸钠配成混合液42ml治疗51例患儿，作为对照组。灌洗治疗隔日1次，10次为1疗程。所有患儿均口服玉屏风颗粒，每次1袋（5g），每日2次；桃金娘油肠溶胶囊，每次1粒（120mg），每日2次。治疗20天。结果显示，治疗组总有效率为94.2%，对照组为70.1%。

第五节　腺样体肥大的中医鼻病序贯疗法

序贯疗法（sequential therapy）在现代医学理论中指同一种药物在治疗过程中转换剂型使用的治疗方法。孙书臣以自创的中医鼻病序贯疗法（Sun's sequential therapy，SST）为基础治疗儿童腺样体肥大，到目前已诊治此病患者上万人次，收到了明显的治疗效果。并于 2017 年在 *Sleep Medicine* 上报道了通过对接受中医鼻病序贯疗法治疗的 244 名患儿（2～10 岁）为期 2 年的跟踪回访发现，只有 18 名（7.4%）患儿最终选择手术治疗，而另外 226 名（92.6%）患儿由于症状得到缓解未行手术治疗[18]。

孙书臣的中医鼻病序贯疗法是在坚持对症状体征进行综合分析，辨明脏腑经络、八纲及病因病理、审因施治、辨证用药的基础上，将方药按照一定的顺序，采取内外治法相结合并贯穿治疗始终的治疗方法。将患儿全身症状、体征、舌象、脉象与鼻内镜下腺样体的综合表现相结合，整体审查，四诊合参，辨证论治。中医鼻病序贯疗法这一独特的治疗方法，为中医辨证论治腺样体肥大开辟了新的思路。

一、中医鼻病序贯疗法的理论基础

清代吴师机在《理瀹骈文》中言："外治之理，即内治之理，外治之药，亦即内治之药，所异者法耳。医理药性无二，而法则神奇变幻。"外治与内治一样，均是以中医基础理论为指导，明阴阳五行，识脏腑经络，辨寒热虚实，分标本缓急等。外治与内治在医理与药性上并没有区别，只是在给药途径上不同，所异者只是饮之内与施之外。

中医鼻病序贯疗法使一剂方药内外治法相结合，通过煎药过程中的中药蒸汽熏鼻、蒸馏液滴鼻和汤剂内服，最大程度地发挥中药的治疗作用。

中药熏蒸疗法是祖国传统医学最常用的外治方法，有着悠久的历史。现代医学认为，中药熏蒸具有显著、强大、持久的生理、药理效应。熏蒸的热能与对症使用的药物，二者在治疗过程中相互影响、共同作用于机体，从而产生协同和增效作用。熏蒸过程的热效应是由源源不断的热药蒸汽以对流和传导的方式直接作用于人体的。而药疗效应，或是由熏蒸药物中的化学成分作用于体表，直接产生抑菌消炎、杀虫止痒、消肿止痛等作用；或是经透皮吸收入体，通过激动组织细胞的受体或参与调节新陈代谢水平等生化过程发挥药疗作用。中药熏蒸过程中，丰富的热能和对症药物持续作用于人体，便出现一系列生理、药理效应。在患部的直接熏蒸，药蒸汽通过黏膜的渗透、转运、吸收，药效高度聚集，直达病灶，这是中药熏蒸相对内服药最为突出的优势，故历来受到医家的重视和患者的欢迎。

二、中医鼻病序贯疗法的建立思路

孙书臣在总结了多年临床经验的基础上，用一些疗效好的处方组成基本成分，同时对治疗鼻病的经典处方和张梅芳等主编《眼科与耳鼻喉科专病中医临床诊治》、何宗德等主编《现代中医耳鼻咽喉口齿科学》、王士贞主编《中医耳鼻咽喉科学》等专业书籍中有关治疗鼻病的处方及其组成进行了比较和分析，特别是对上述几本书籍中治疗鼻病出现频率最高的前 20 位处方的君药进行研究后发现，其中含有挥发油成分的药物占 78%，而在这些处方中出现频率最高，或者说使用率最高的前 20 位药物中，含有挥发油成分的药物占 92%。治疗鼻病的中草药多是芳香通窍之品，大多都含有挥发油成分，并且很多中药滴鼻剂就是收集煎药过程中的蒸馏液——挥发油水饱和液而制成的。但是，传统的方药煎煮口服的方法，在煎药过程中会有大量的挥发油随蒸汽流失，而挥发油作为鼻病外治的重要成分，任由其挥发无疑是对药源及其有效成分的极大浪费。

从药理学角度来讲，治疗鼻病的许多常用药的挥发油具有抗炎、抗菌、止咳、祛痰之功效。这些常用中药中的挥发油成分主要为萜类化合物、脂肪族化合物和芳香族化合物等。萜类化合物是存在于植物界的一大类化合物，其生物活性是多方面的，并且是某些中药的有效成分。如萜类化合物中的薄荷醇、水芹烯、桉油精、芳樟醇、香茅醇、萜品醇、榄香烯、氧化石竹烯、月桂烯、蒎烯、依兰油醇等活性有效成分，分别具有镇咳、祛痰、抗菌、抗炎、抗病毒及镇痛等作用；某些芳香族化合物如聚伞花素、苯甲醛，具有抗菌、止咳、消毒、杀虫等作用 [19-20]。

在治疗鼻病的经典名方苍耳子散中，苍耳子、辛夷、白芷、薄荷四味药均为含有挥发油成分的中药。苍耳子具有散风除湿、通鼻窍之功效，用于风寒头痛，鼻渊流涕。覃振林等 [21] 研究发现，苍耳子挥发油主要含脂肪酸和萜烯类，具有一定的消炎镇痛、抗菌效果，同时对金黄色葡萄球菌和志贺痢疾杆菌有抑制作用。还有研究分析发现，苍耳子的醇提取液具有抗病毒作用 [22]。辛夷具有发散风寒、通鼻窍之功效，挥发油中发挥功效的化学成分包括桉叶素、蒎烯、樟脑、柠檬烯、萜品烯、芳樟醇、香叶醇、古巴烯、杜松烯等，这些有效成分能降低炎症组织中毛细血管的通透性，可明显减轻组织充血、水肿、坏死和炎细胞浸润等炎性反应，还含有抗组胺物质 [23-25]。此外，也有研究表明，苍耳子、辛夷药对挥发油能明显抑制由组胺、五羟色胺所致的过敏反应，其抗过敏成分与测出的挥发油成分有关 [26]。白芷具有散风除湿、通窍止痛、消肿排脓的功效，有关其挥发油的研究众多，其挥发油中醇类、有机烷烃、烯类的含量较高，具有抑制黑色素、抗氧化、镇痛、抗过敏、抗惊厥、抗痉挛等药理作用 [27-30]。薄荷具有疏散风热、清热解表、祛风消肿、利咽止痛之功效，临床中可治风热感冒、头痛、咳嗽、目赤、食滞、咽喉肿痛等，挥发油主要成分为薄荷醇（薄荷脑），其次为薄荷酮、乙酸薄荷酯、月桂烯、柠檬烯等，具有较强的抗炎、杀菌、解热等多种作用，薄荷醇能够通过减少人体呼吸道中的分泌物，扩大有效的通气腔道，还能促进痰液的分泌，稀释黏稠的痰液而发挥祛痰、化痰作用 [31]。

三、中医鼻病序贯疗法的具体操作及原理

中医鼻病序贯疗法具体可以分为三步，即煎药的蒸汽熏蒸鼻腔、收集蒸馏液滴鼻和煎煮完成的中药汤剂口服。

（一）中药蒸汽熏鼻

中药蒸汽熏鼻，即在煎煮中药过程中利用药物蒸汽熏蒸鼻腔，患者通过吸入药物蒸汽以治疗鼻病。具体操作方法：将药物浸泡半小时后大火煮沸，小火煮15分钟左右，将药汁倒入保温杯中，温度控制在大约40℃，利用药物蒸汽熏蒸鼻腔5~10分钟。由于患者是儿童，为避免小儿烫伤，也可用带有蒸汽的药锅令儿童房间内充满中药蒸汽进行熏蒸。

中医认为，肺开窍于鼻，蒸汽熏鼻可荣润鼻窍，宣肺理气。对于鼻病之气血郁滞者可有疏通经络、消滞散结的作用。此外，除了具有单纯蒸汽疗法的好处，其含有的挥发油成分也发挥着重要的药理作用。

现代医学认为，儿童腺样体肥大的病因主要为鼻咽部及其毗邻部位或腺样体自身的炎症反复刺激，使腺样体发生病理性增生；鼻炎或鼻窦炎及流行性感冒等疾病反复发作，鼻腔分泌物的长期刺激导致腺样体迅速增生肥大；扁桃体炎久治不愈，易引起腺样体继发感染，进而增生肥大。这些相关疾病的致病病原体多为鼻病毒、腺病毒、流感和副流感病毒、冠状病毒、金黄色葡萄球菌、肺炎链球菌、肺炎克雷伯菌等。根据很多上呼吸道病毒的理化性质，它们在低温下很稳定，而温度越高越易失去活性，在40℃以上，许多病毒稳定性较差，此时通过向鼻孔喷注42℃湿热气流，可杀死或部分灭活正常温度下（35℃）生长的鼻腔内的病毒。另外，中药挥发油中的一些有效成分对于金黄色葡萄球菌、肺炎链球菌、肺炎克雷伯菌等致病菌和病毒也有明显的抑制和杀灭作用。

因此，中药蒸汽熏鼻通过温度与挥发油共同作用于鼻腔、咽腔

黏膜，对于早期缓解鼻塞、流涕症状有较明显的效果。就长期效果而言，对于反复的上呼吸道感染、鼻 – 鼻窦炎反复发作、腺样体和扁桃体肥大也有着较好的改善作用。

（二）收集蒸馏液滴鼻

收集蒸馏液滴鼻，即是在煎煮中药过程中，在固定的时间段，收集蒸馏液作为中药挥发油滴鼻剂进行滴鼻。滴鼻法是鼻科外治法中很常用的方法之一，操作简单，容易掌握。很多中成药滴鼻剂就是收集煎药过程中的挥发油的蒸馏液制成的，但由于采用中医鼻病序贯疗法的每位患者的中药处方不同，故每人的蒸馏液成分不尽相同，因此治疗的针对性更强。掌握煎煮不同药物获得蒸馏液的时间十分重要，过早或过晚所得挥发油浓度是不一样的。图 7-1 为薄荷挥发油收集量与煎煮时间的关系：

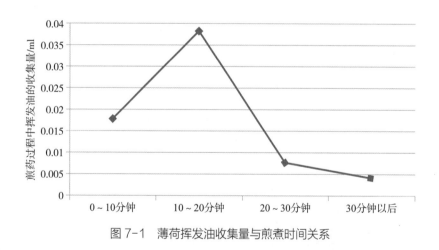

图 7-1　薄荷挥发油收集量与煎煮时间关系

由此可见，要想获得好的疗效，在煎药过程中掌握好收集蒸馏液——挥发油水饱和液的时间十分重要。滴鼻如此，前述的熏鼻亦如此。因为不同的药物析出挥发油所用的时间不同，根据所用药物情况，分别在不同时段收集蒸馏液，可以更好地发挥其作用。

在煎药过程中所收集的挥发油水饱和液浓度较熏蒸时的药物含量更高，而且滴鼻剂可直接作用于鼻腔及鼻咽部黏膜，能够更好地起到抗菌消炎、收缩鼻腔血管的作用，还可以促进鼻黏膜的纤毛摆动，改善通气。相较于熏蒸，收集蒸馏液滴鼻能够到达鼻腔更深的部位，并且能直接作用于鼻咽部，对于抑制较深处的炎症反应，效果要优于熏蒸，且能更好地作用于腺样体组织。

（三）汤药内服

中药汤剂与熏鼻、滴鼻配合以达到内治与外治相结合的功效。方药选择上，应在对症状、体征综合分析后，审因施治，辨证用药。除根据证型来选择药物外，也可参考症状进行加减，对伴有头痛则按三阳经脉辨证加减用药：额、眉棱、颞部疼痛者，加柴胡、蔓荆子以清解少阳、阳明风热；头顶、枕部疼痛者，加用藁本，以清散太阳风热；面颊及上牙痛者，可加白芷、川芎，配蔓荆子，以疏散阳明经热。对于耳鸣、耳闷、听力下降者，可加路路通，以活血通窍。脾虚纳少腹胀者，可入麦芽，以醒胃开窍。夜卧不宁、易惊醒者，可加龙骨、牡蛎，以镇静安神。

四、中医鼻病序贯疗法治疗腺样体肥大用药三步法选择

应用中医鼻病序贯疗法治疗鼻病，需要根据患者的年龄、病情、发病季节、治疗条件、环境及病程，选择熏鼻、滴鼻和口服同时进行，或两两组合，或单一外用法治疗。在腺样体肥大患者的治疗过程中，孙书臣开始多使用三步或两步法同时进行，随着病情好转，最后用一步外用法。该法除能获得好的疗效，还使患者依从性大大提高，也减少了此病的复发。具体方法如图7-2。

对于腺样体肥大的治疗，考虑患儿年龄较小、口服汤药较抵触，多可以采用蒸汽熏鼻和蒸馏液滴鼻两步外治法。具体选择如

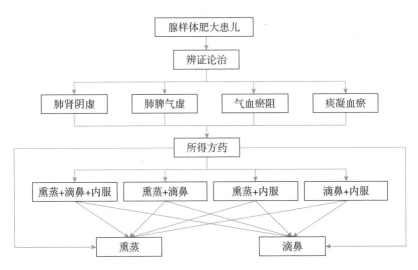

图 7-2 中医鼻病序贯疗法治疗思路

下：如近期有鼻出血或者鼻黏膜有破损的患儿，主要选择滴鼻法，停止熏蒸；患儿流脓鼻涕，鼻腔内有大量分泌物堆积，采用滴鼻法时作用到鼻黏膜的药物太少，应配合熏蒸法；由于煎药条件限制，对于收集蒸馏液有一定困难的家长，以及不能接受滴鼻法的患儿，也可以只采取熏蒸的方法治疗；遇到夏季天气炎热，熏蒸鼻腔有诸多不便，可以选择滴鼻法。此外，临床上遇到年龄较小的患儿，可以只选择熏蒸方法，而且为了安全起见，还可建议采取中药蒸汽熏蒸房间的方式替代直接熏蒸鼻腔，儿童在房间远处玩耍中即能得到治疗。

五、中医鼻病序贯疗法治疗腺样体肥大临床用药

中医鼻病序贯疗法很好地体现了中医治疗特色，符合中医辨证治疗的思想，无论选择哪种治疗方式，其处方都是根据每位患儿的病情在辨证论治的基础上所得。

临床上孙书臣多选鱼腥草、菊花、金银花、连翘、黄芩等药以

疏风清热。鱼腥草具有清热解毒、消痈排脓的作用，挥发油主要成分为甲基正壬酮、蒎烯、癸酰乙醛等[32]，能够抑制炎症早期的毛细血管通透性亢进，以缓解黏膜水肿状况，其中的癸酰乙醛对于多种致病微生物都有不同程度的抑制作用，因此鱼腥草挥发油对上呼吸道感染有较好的疗效[33]。菊花具有疏风清热之功效，有学者通过对不同产地的菊花进行研究发现，其挥发油中可鉴定出二十余种萜烯类化学成分，均含有龙脑、樟脑、桉叶素、芳樟醇等活性成分，对金黄色葡萄球菌、大肠杆菌等细菌有较强的抑制作用，其中的一些成分还对病毒的逆转录酶有一定的抑制作用[34]。金银花挥发油具有强烈的芳香气味，其主要成分以棕榈酸最多，一般可占挥发油的 26% 以上，有明显的抗炎活性，所含的芳樟醇、双花醇、香叶醇还具有抗菌、抗病毒作用。黄芩具有清热燥湿之功效，其挥发油主要成分为亚油酸、棕榈酸、薄荷酮等，多有抗氧化、抑菌、抗炎的作用[35-37]。连翘具有清热解毒、疏散风热的功效，其挥发油含量最多的为 β - 蒎烯[38]，抗炎疗效确切[39]。因此，这一类药物在熏蒸时作用于鼻腔、咽腔和喉部黏膜，对于缓解鼻塞、流涕症状有较明显的效果。就长期效果来看，对于反复发作的上呼吸道感染、鼻炎等有较好的改善作用。

在患儿合并有急性鼻炎等其他鼻部疾病被辨证为风寒外感为主时，可将羌活、细辛、防风、荆芥、紫苏、鹅不食草等发散风寒药作为常用药。羌活具有祛风散寒、除湿止痛功效，其挥发油成分主要为柠檬烯、蒎烯，具有抗菌、消炎、抗过敏作用[32]，尤其是对布氏杆菌有一定的抑制作用[40]。细辛具有解表散寒、通窍的功效，其挥发油主要成分含黄樟醚、蒎烯等，具有解热、抗炎、镇静的作用。荆芥有解表散风、透疹等作用，挥发油有特殊的香气，主要以胡薄荷酮和薄荷酮为主，是其祛风解表、发散风寒功效的主要物质基础，现代药理研究证实其具有明确的抗炎作用[41]。紫苏挥发油主要为紫苏醛、紫苏酮、柠檬烯，也有研究证实，紫苏叶挥发油有显著的抗炎作用[42]。防风的中药功用为解表祛风，不同来源的防风挥发油中均含有人参醇、油酸、匙叶桉油烯醇、肉豆蔻醚、庚醛、辛醛、壬醛、2-壬酮、桉油脑等 11 种化合物，其挥发油主要成分为人参醇，具有明显的抗炎活性 [43]，因此，防风的挥发油还曾被做成注射液应用，临床上对治疗风寒感冒有效。其他常用药如鹅不食草，也具有发散风寒、通鼻窍的作用，是治疗变应性鼻炎的一种较有前途的药物，已鉴定其挥发油主要含有反式乙酸菊烯酯、樟脑、香芹酚等成分，对急、慢性炎症均有明显的抑制作用，能明显减轻鼻黏膜组织的病理损伤，其机制也与抑制炎症介质释放有关 [44]。

腺样体肥大肺肾阴虚证可选用滋养肺肾、填精益髓的药物，如生地、熟地、百合等，同时可适当用一些软坚散结、行气活血之品，如桔梗、当归、赤芍等药物，以消除腺样体的肥大。肺脾气虚证可适当选用有补益脾肺作用的药物，如黄芪、白术、茯苓、甘草等，由于患儿肺脾气虚，易使痰湿内生，故可添加一些燥湿利气、化痰散结之品，如半夏、陈皮等。气血瘀阻证可选用活血祛瘀的药物，如桃仁、红花、当归、川芎等。痰凝血瘀证可选用行气活血、通窍化痰为主的药物，如川芎、当归、枳壳、败酱草等。桔梗具有宣肺祛痰之功效，其挥发油主要为有机酸和酯类化合物、烃类化合物、醇、酚、醚、醛和酮类 [45]。百合具有润肺止咳的功效，从药理学角度来分析，其挥发油在不同的抗氧化体系中均具有一定的抗氧化活性，抗氧化剂可通过清除自由基和抑制脂质过氧化，调理和改变身体的生理功能，以发挥治疗疾病的功效 [46]。白术可健脾益气、燥湿利水，其挥发油能够增强巨噬细胞活性和机体免疫功能，如愈创木烯、石竹烯、榄香烯、喇叭烯醇、萜品烯等 [47-48]。败酱草挥发油中共分离并鉴定出 51 种化合物，具备抗菌和抗病毒、理气化痰的功效 [49]。赤芍、川芎和当归一类活血行气药物的挥发油也具有抗炎、改善水肿等作用；川芎，性善走散，藁本内酯、川芎内酯为其主要化学成分，动物实验证实其挥发油有解痉、扩血管、抑菌作用 [50]；赤芍挥发油主要成分为苯甲酸、牡丹酚和邻甲基苯酚 [51]；当归挥发油经鉴定主要含藁本内酯和丁烯基苯酞等 40 多种有效成分，其挥发油可通过减少前列腺素量以发挥抗炎镇痛作用。

孙书臣团队在单一时间点，通过气相色谱 – 质谱技术检测中医鼻病序贯疗法方剂中（黄芪、白术、防风、苍耳子、薄荷、辛夷、白芷、黄芩等）挥发油成分，共鉴定出 28 个化学成分，相对丰度最大的成分为莰烯（20.76%）[①]、香桧烯（15.4%）、诺品烯（23.04%）、柠檬烯（26.09%）、萜品烯（11.18%）、丁香烯（25.23%）、桉叶烯（13.32%）、杜松萜烯（38.59%）、朱栾倍半萜（28.15%）和萘衍生物（14.69%），其余成分均在 10% 以下 [52]。与已公开的单一中药挥发油成分的文献资料相印证，初步明确了药物挥发油发挥治疗作用的物质基础。

六、中医鼻病序贯疗法治疗腺样体肥大的临床研究

辨证论治基础上获得的处方内外兼用，是中医鼻病序贯疗法最大的特点，充分体现了中医治法的整体观。该疗法采用不同的给药途径，既降低了费用，又令患者获得了全面治疗。

中医鼻病序贯疗法通过使药物的挥发油成分直接作用于鼻腔及鼻咽部黏膜，更加直接地发挥药物抗菌、消炎、收缩血管的作用，进而缩小患儿腺样体体积，改善临床症状，使部分患儿避免手术。这种以外治法为主的治疗方式，很好地避免了汤剂过长时间口服，减少了肝肾代谢负担，因此使得家长和患儿更容易接受，患儿的依从性得到很大提高，这成为临床上治疗腺样体肥大的一大优势。

（一）改善症状

孙书臣团队对临床大量腺样体肥大患儿进行观察后发现，使用中医鼻病序贯疗法治疗 1～2 周后，患儿鼻部症状有所减轻，如鼻腔通气情况改善、鼻腔分泌物明显减少；在治疗时间达到 2 个月以

---

① 括号中数值为含量较高挥发油成分在此药材所有挥发油成分中的百分比。

上的患儿中，夜间张口呼吸、打鼾等症状明显改善；经治疗后的患儿，出现鼻部症状和上呼吸道感染的频率较治疗前明显降低。

其团队通过对 29 名接受中医鼻病序贯疗法治疗的腺样体肥大患儿进行主要症状评价发现，该疗法在 2 周内可以改善鼻塞、流涕、睡眠打鼾、呼吸暂停症状，以其良好的疗效及用药依从性，得到了患儿家长的好评。在该研究中，调查了 29 名患儿家长对于此疗法的总体满意度，结果显示：不满意 0 例，一般 1 例，满意 2 例，十分满意 26 例。[53]

（二）改善体征

在进行中医鼻病序贯疗法治疗一段时间后，鼻内窥镜下观察到多数患儿腺样体大小、形态及表面分泌物等体征的异常有不同程度的改善。图 7-3 为患儿治疗前后腺样体内镜图的对比：

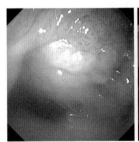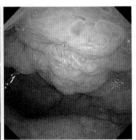

治疗前　　　　　　　治疗 1 个月后

图 7-3　治疗前后腺样体内镜图

中医鼻病序贯疗法在改善患儿临床症状方面有较好的收效，对比治疗前鼻内窥镜检查结果可发现，该疗法能够使部分患儿腺样体体积缩小、形态改变、局部分泌物减少甚至消失。通过对 30 例 2~6 岁经中医鼻病序贯疗法治疗的患儿进行观察，此 30 例患儿治疗前腺样体堵塞后鼻孔的程度为Ⅲ度或以上且伴有睡眠打鼾，经治疗，腺样体阻塞后鼻孔 ≤ 1/2 者，共 13 例，占 43.3%；阻塞情况有减轻，但未到 1/2 及以下者，共 15 例，占 50.0%；阻塞情况无明显变化者，共 2 例，占 6.7%，治疗前后腺样体的肥大程度有显著差异（$P < 0.01$）[54]。治疗后 13 例肥大的腺样体缩至Ⅱ度，根据内镜下腺样体的诊断标准，Ⅰ度、Ⅱ度即正常范围大小的腺样体，但由于观察年龄范围是 2~6 岁，正值腺样体增生显著期，因此无腺样体可以萎缩至Ⅰ度。有研究显示，2~10 岁的健康儿童腺样体组织都还存在，即使这些正常的腺样体组织会有萎缩，但他们的鼻咽顶后壁也不会光滑，隆起度会大于 5mm，所以 2~6 岁的腺样体肥大患儿经治疗后，其肥大的腺样体能够缩至Ⅱ度已实属不易。治疗时间越长，腺样体大小有变化的总人数越多，这提示该疗法对腺样体大小的改变与患儿的治疗时间有关。

此外，从对现有病例的观察发现，在治疗儿童腺样体肥大的过程中，腺样体的改变可能与其治疗前肥大的程度无关，而与中医的辨证分型有关。腺样体肥大病程日久的患儿，尤其是痰凝血瘀型者，其腺样体的收缩较为缓慢。若睡眠监测结果显示患儿夜间缺氧严重，并伴随严重并发症，且中药治疗不敏感者，仍建议患儿手术治疗。

在应用中医鼻病序贯疗法治疗过程中，除了要关注患儿的辨证分型，还需要对内镜下腺样体的形态进行观察。因为经过临床观察发现，该疗法治疗后，咽鼓管咽口受腺样体压迫情况的改善程度不同。可归纳为如下 3 类情况：①治疗后腺样体大小正常（如腺样体大小由占后鼻孔 2/3 缩小至占 1/2），咽鼓管咽口由受腺样体压迫转变成开放；②治疗后腺样体缩小（如腺样体大小由占后鼻孔 4/5 缩小至占 3/4），虽未至正常大小，但近咽鼓管咽口附近的腺样体组织有萎缩，咽鼓管咽口由受腺样体压迫转变成开放；③治疗后腺样体虽然大小正常（如腺样体大小由占后鼻孔 3/4 缩小至占 1/2），但咽鼓管咽口仍受腺样体压迫。因此，我们不能够认为腺样体缩小至占后鼻孔 1/2 后就不会挤压咽鼓管圆枕及咽口，更不能通过腺样体的大小来判断咽鼓管咽口是否受压。

七、中医鼻病序贯疗法临床注意事项

熏鼻时需掌握好方法、温度、时间等，避免造成鼻黏膜和皮肤的烫伤及其他损伤。

鼻腔及其周围组织有疖肿、损伤感染等时，不建议熏蒸，滴鼻也要考虑用药成分、作用特点。

滴鼻器具要清洁，随收随用，避免长期放置生长细菌或被污染。

参考文献

[1] 孙书臣，马彦，乔静，等. 儿童腺样体肥大引发睡眠呼吸障碍的中医诊疗专家共识 [J]. 世界睡眠医学杂志，2014，1（6）：313，316-320.

[2] 王永钦. 中医耳鼻咽喉口腔科学 [M]. 北京：人民卫生出版社，2001.

[3] 刘竹云，于忠翠，孙丽凤. 苍耳子散加减治疗儿童增殖体肥大 50 例 [J]. 中国中医药信息杂志，2006（2）：68-69.

[4] 祝鑫震. 参苓白术散合消瘰丸治疗脾虚痰阻型小儿腺样体肥大的临床研究 [J]. 江西医药，2023，58（1）：94-96.

[5] 王佳笑，赵时鹏，王华敬. 王华敬论治小儿腺样体肥大经验 [J]. 中医药导报，2017，23（13）：132-133.

[6] 霍红梅，许文婷，刘春兰，等. 六君消瘰汤加减结合雷火灸治疗小儿腺样体肥大（肺脾气虚证）临床疗效及安全性观察 [J]. 中华中医药学刊，2022，40（7）：213-216.

[7] 周小红，刘晓鹰，王文广，等. 扶中散腺方治疗儿童腺样体肥大肺脾气虚证临床观察 [J]. 中西医结合研究，2023，15（3）：178-180.

[8] 周士伟. 健脾缩腺汤加味联合天竺雾化剂超声雾化喷鼻治疗腺样体肥大肺脾气虚型 49 例疗效观察 [J]. 四川中医，2018，36（9）：3.

[9] 彭文. 补阳还五汤加味治疗儿童鼾症 40 例 [J]. 中国现代药物应用，2008，2（6）：62-63.

[10] 蒋锴. 核消散治疗小儿腺样体肥大 480 例临床观察 [J]. 中国医药指南, 2012, 10（19）: 330–331.

[11] 陈传强, 吴小华, 阮美江. 自拟消腺方配合外治法治疗小儿腺样体肥大痰凝血瘀证的临床观察 [J]. 中国医药指南, 2024, 22（3）: 102–105.

[12] 赵文明, 白罡. 针刺曲池透臂臑治疗儿童腺样体肥大的体会 [J]. 北京中医药, 2012, 31（7）: 505–506.

[13] 王赛娜, 盛锋. 推拿手法治疗儿童腺样体肥大 11 例 [C]// 中华中医药学会第十六次推拿学术研讨会. 2015: 335–338.

[14] 项冰, 张丽敏. 小儿推拿联合揿针治疗小儿腺样体肥大的临床效果 [J]. 妇儿健康导刊, 2023, 2（13）: 85–87.

[15] 李佩玲. 热敏灸联合推拿治疗儿童腺样体肥大（痰凝血瘀型）的临床疗效观察 [D]. 南昌: 江西中医药大学, 2023.

[16] 葛国岚, 高国财, 潘丹萍, 等. 化痰补肺通窍方联合啄治疗法对扁桃体腺样体肥大患者的临床疗效 [J]. 中成药, 2023, 45（10）: 3506–3509.

[17] 朱镇华, 江永忠. 参苓灌洗液治疗儿童腺样体肥大的临床观察 [J]. 湖南中医药大学学报, 2011, 31（7）, 52–53.

[18] SUN S, MA Y, SUN Y, et al. Follow-up study on a non-surgical approach for paediatric sleep apnoea caused by adenoidal hypertrophy [J]. Sleep Medicine, 2017, 40(1): 204.

[19] 高学敏. 中药学 [M]. 北京: 中国中医药出版社, 2002.

[20] 国家医药管理局中草药情报中心站. 植物药有效成分手册 [M]. 北京: 人民卫生出版社, 1986.

[21] 覃振林, 韦海英, 李学坚, 等. 苍耳挥发油化学成分的 GC-MS 分析 [J]. 中国中医药科技, 2006, 13（4）: 248–250.

[22] 黄文华, 余竞光, 孙兰, 等. 中药苍耳子化学成分的研究 [J]. 中国中药杂志, 2005, 30（13）: 1027–1028.

[23] 李峻川, 李建春. 辛夷挥发油对小鼠 I 型超敏反应的影响 [J]. 中华中医药学刊, 2012, 30（5）: 1136–1139.

[24] 张婷婷, 郭夏丽, 黄学勇, 等. 辛夷挥发油 GC-MS 分析及其抗氧化、抗菌活性 [J]. 食品科学, 2016, 37（10）: 144–150.

[25] 于宗渊, 孙中矾, 苏本正. 薄层色谱法鉴别辛夷药材 [J]. 中药材, 2004, 27 (7): 487-488.

[26] 张春燕, 李亚明, 张巧艳. 苍耳子、辛夷药对挥发油化学成分及对抗组胺、五羟色胺所致的皮肤过敏反应 [J]. 老年医学与保健, 2008, 14 (3): 172-174.

[27] 王卫华, 李琳, 赵训允, 等. 白芷总挥发油的镇痛作用 [J]. 齐齐哈尔医学院学报, 2011, 32 (5): 687-688.

[28] 高小坤. 白芷挥发油镇痛、镇静作用实验研究 [J]. 现代中西医结合杂志, 2013, 22 (35): 3880-3882.

[29] 任星宇, 罗敏, 邓才富, 等. 白芷挥发油提取方法及药理作用的研究进展 [J]. 中国药房, 2017, 28 (29): 4167-4170.

[30] 涂兴明, 吴康郁, 熊颖. 白芷挥发油抗过敏的实验研究 [J]. 海峡药学, 2008, 20 (3): 45-47.

[31] 王浴生. 中药药理与应用 [M]. 北京: 人民卫生出版社, 1983: 1244.

[32] 陈冲. 中药提取物 [M]. 北京: 化学工业出版社, 2012.

[33] 廖传华, 史勇春. 超临界流体与中药制备 [M]. 北京: 中国石化出版社, 2007: 74.

[34] 孙素琴, 周群, 陈建波. 中药红外光谱分析与鉴定 [M]. 北京: 化学工业出版社, 2010.

[35] 肖丽和, 张箭, 王红燕, 等. 黄芩 CO_2 超临界萃取物的化学成分研究 [J]. 中国药学杂志, 2003, 38 (6): 71.

[36] 陈欣, 陈光英, 陈文豪, 等. 海南黄芩挥发油成分分析及生物活性研究 [J]. 热带农业科学, 2016, 36 (5): 93-97.

[37] 黄琪, 吴德玲, 王云, 等. 黄芩炒炭前后挥发性成分的 GC-MS 分析 [J]. 中国实验方剂学杂志, 2016, 22 (24): 9-12.

[38] 王鹏, 张忠义, 吴惠勤. 超临界 CO_2 萃取 – 分子蒸馏对连翘挥发油的提取分离 [J]. 中国医院药学杂志, 2002, 22 (4): 253-254.

[39] 郭际, 沈映君, 解宇环. 连翘挥发油抗炎作用的实验研究 [J]. 四川生理科学杂志, 2005, 27 (3): 136-137.

[40] 王本祥. 现代中药药理学 [M]. 天津: 天津科学技术出版社, 1997: 86.

[41] 解宇环，沈映君. 荆芥挥发油抗炎作用的实验研究 [J]. 中国民族民间医药，2009，18（11）：1-2.

[42] 沈映君. 中药解表方药研究 [M]. 北京：中国医药科技出版社，2004：246.

[43] 梁臣艳，覃洁萍，陈玉萍，等. 不同产地防风挥发油的 GC-MS 分析 [J]. 中国实验方剂学杂志，2012，18（8）：80-83.

[44] 刘志刚，余洪猛，文三立，等. 鹅不食草挥发油治疗过敏性鼻炎作用机理的研究 [J]. 中国中药杂志，2005，30（4）：53-55.

[45] 丁长江，卫永第，安占元，等. 桔梗中挥发油化学成分分析 [J]. 白求恩医科大学学报，1996，22（5）：471-473.

[46] 冉晓燕，梁志远，李永忠，等. 百合花挥发油的提取及抗氧化活性的研究 [J]. 贵州师范大学学报（自然科学版），2014，32（6）：67-70.

[47] 李滢，陶海燕，杨秀伟. 生白术和炒白术挥发油成分的 GC-MS 分析 [J]. 药物分析杂志，2013，33（7）：1210-1217.

[48] 崔庆新，董岩，王怀生. 白术挥发油化学成分的 GC/MS 分析 [J]. 药物分析杂志，2006，26（1）：124-126.

[49] 刘信平，张驰，谭志伟，等. 败酱草挥发性化学成分研究 [J]. 安徽农业科学，2008，36（2）：410-593.

[50] 陈友鸿，莫尚志，李洁仪，等. 川芎挥发油成分研究 [J]. 中药材，2004，27（8）：580-582.

[51] 黄兰芳，贺云彪，王玉林，等. GC-MS 分析川赤芍挥发油成分 [J]. 光谱实验室，2013，30（6）：2912-2914.

[52] 许冬，李丽，马致洁，等. 鼻病特色中医序贯疗法方剂挥发油的成分 GC-MS 分析研究 [J]. 北京中医药，2017，36（8）：710-713.

[53] 李红岩. 鼻病"中医序贯疗法"对咽扁桃体肥大儿童治疗前后临床观察 [D]. 北京：北京中医药大学，2015.

[54] 孙瑶. 鼻病"中医序贯疗法"治疗儿童腺样体肥大内镜下腺样体变化的研究 [D]. 北京：北京中医药大学，2016.

第八章
腺样体肥大相关疾患

　　腺样体肥大常可引起儿童阻塞性睡眠呼吸暂停低通气综合征（OSAHS）、分泌性中耳炎、慢性鼻-鼻窦炎、上气道咳嗽综合征、变应性鼻炎、腭扁桃体炎等并发症。某些腺样体肥大的患儿因夜间睡眠结构紊乱、呼吸暂停以致缺氧和二氧化碳潴留，可造成智力、行为等方面改变，也有因体质下降而出现食物不耐受的现象等。

第一节 腺样体肥大与儿童阻塞性睡眠呼吸暂停低通气综合征

OSAHS 是儿童腺样体肥大的严重并发症之一，亦是儿童期的常见疾病，夜间睡眠打鼾常常为患儿就诊时的主诉，其对儿童身心健康的影响不容忽视。其他症状还包括张口呼吸、憋气、睡眠惊醒、尿床及晨起头痛等，婴儿白天主要表现为情绪烦躁及易激惹等，年长的儿童白天主要表现为注意力缺陷和记忆力下降等，严重的可以引起行为性格异常、学习困难、高血压、右心衰竭、胰岛素抵抗、血脂代谢异常等，甚至导致患儿抑郁和认知障碍等心理疾患。

腺样体切除术和 / 或扁桃体切除术是本病的一线治疗方法，但是手术指征较为宽泛，且存在术后复发的可能性。本病属中医"鼾眠"的范畴，仍可采用前文所述 SST 疗法，若合并扁桃体肥大，在口服中药汤剂、中药蒸馏液滴鼻和中药汤剂熏鼻的基础上，还可将中药蒸馏液经生理盐水稀释后漱口，兼具减少食物残渣堆积和减轻扁桃体炎症的作用。

临床数据分析发现，部分腺样体肥大儿童虽然存在打鼾症状，但是多导睡眠监测显示尚未满足 OSAHS 诊断标准[1]。对于这类单纯鼾症的患儿，可选用三步法中的外治法（中药蒸馏液滴鼻、中药汤剂熏鼻）进行治疗。儿童鼾眠的治疗要根据病情变化及时调整处方用药。例如，儿童 OSAHS 存在夜间呼吸暂停症状者，治疗初期以 SST 三步法作为起始治疗，以 PSG 作为辅助评价手段；待症状改善，复查 PSG 提示呼吸暂停症状消除后，可停服中药汤剂，保留中药蒸馏液滴鼻和中药汤剂熏鼻；待 PSG 提示低通气情况消除后，可酌情选择滴鼻或熏鼻治疗，直至相关症状消失。

另外，反复外感是儿童鼾眠的特点之一，治疗过程中出现症状波动或者外感时，可按需增加 SST 三步法中某项内容。例如风热外袭时，在滴鼻基础之上，可增加口服中药汤剂，以助于疏风清热、化痰通窍；待外感恢复后再继续之前的用药方法。

如果经一段时间的保守治疗，症状及腺样体肥大未得到改善，AHI 或缺氧未得到缓解，应考虑手术治疗。如果鼾眠患儿病情较重或已出现神经系统、内分泌系统或心血管系统并发症，也应考虑手术治疗。

【病案举例】患者吴某，女，6 岁。主因睡眠打鼾 1 年就诊，伴睡眠张口呼吸，白天鼻塞，鼻涕量少，咽痛，形体消瘦，爱发脾气。舌红，苔薄黄，舌体瘦。专科查体见鼻腔黏膜色红，鼻甲肿大，鼻道洁；双侧扁桃体Ⅱ度肿大。纤维鼻咽镜检查示腺样体增生肥大，占后鼻孔 3/4。PSG 提示，AHI 7.5 次 /h，整夜呼吸暂停 4 次，低通气 51 次，最低血氧饱和度 93%（图 8-1）。于外院建议手术治疗。

诊断：腺样体肥大、阻塞性睡眠呼吸暂停低通气综合征。

予 SST 中的外治法治疗，方药组成：麦冬、生地、玄参、桔梗、玉竹、金银花、鱼腥草、百合、甘草。用法：收集煎药过程中的中药蒸馏液，经生理盐水稀释后滴鼻，早晚各 1 次；中药汤剂熏鼻，每日 1 次。

治疗 3 个月后，症状明显改善，偶有睡眠打鼾，时有张口呼吸，偶有鼻塞，无鼻涕，无咽部不适。查：鼻甲略肿，鼻道洁净，双侧扁桃体Ⅰ度肿大。复查纤维鼻咽镜：腺样体增生肥大，占后鼻孔 2/3。复查 PSG 示：AHI 0.5 次 /h，整夜无呼吸暂停，低通气事件 4 次，最低血氧饱和度 93%（图 8-2）。与治疗前 PSG 相比，治疗后呼吸暂停事件消失，低通气最长持续时间由 91.5s 降至 23s，平均持续时间由 25.2s 降至 12.4s。

继续予中药汤剂熏鼻治疗 1 个月，症状基本消失，随访 6 个月未见复发。

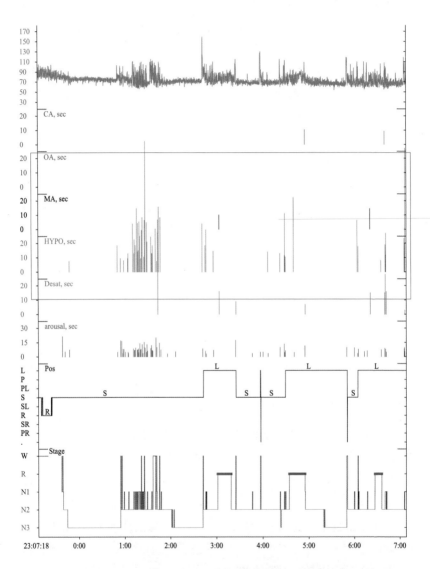

图 8-1　治疗前 PSG 睡眠趋势图（可见整夜睡眠中存在呼吸暂停和低通气
事件，以低通气事件为主，前半夜事件密集出现）

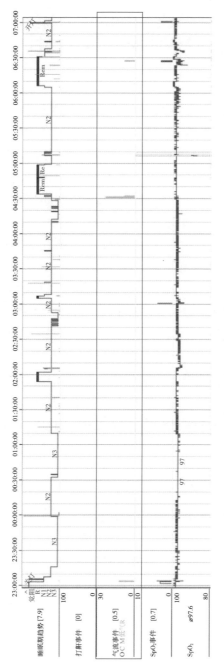

图 8-2　治疗后 PSG 睡眠趋势图（可见整夜睡眠中未见呼吸暂停事件，低通气事件零星出现，事件数量较治疗前明显减少）

第二节　腺样体肥大与分泌性中耳炎

分泌性中耳炎（secretory otitis media，SOM）是小儿常见疾患，也是腺样体肥大的重要并发症之一，二者常密不可分。关于腺样体肥大与 SOM 的发病，有研究表明：第一，年龄因素对 SOM 发病影响明显。低龄腺样体肥大患儿更易患 SOM，3～5 岁患儿发病率最高，达 69.76%，随着年龄增长，其发生率逐渐降低，到 13～14 岁降低至 23.22%[2]。第二，SOM 与腺样体肥大的程度呈正相关，腺样体切除术能有效控制和治疗 SOM[3]。随着腺样体肥大程度的增加，SOM 的发病率亦增加，腺样体占后鼻孔 1/2 以上的患儿中 SOM 发病率达 61.73%，显著高于腺样体肥大未及后鼻孔 1/2 的患儿。第三，机械性阻塞因素在分泌性中耳炎发病中起重要作用[4]，那么存在鼻腔疾患及腺样体肥大的患儿就可能诱发本病。

除此，腺样体肥大还可引起 SOM 的复发。在一项 SOM 患儿予以鼓膜置管同期腺样体切除术的 Meta 分析中显示，腺样体切除在儿童 SOM 的治疗中，同期手术可改善患儿远期的听力情况[5]。这就表明，存在腺样体肥大的 SOM 患儿，很可能复发率更高。

一、并发原因

腺样体肥大引起 SOM 的主要原因包括：①肥大的腺样体引起咽鼓管功能性和器质性阻塞；②阻塞后鼻孔导致吞咽时鼻咽阻力升高，致使咽鼓管发生反流；③肥大腺样体的表面陷窝隐藏着大量病原体，可通过咽鼓管逆行感染中耳；④局部免疫异常，腺样体可释放炎性递质，如组胺等，使得血管通透性增加，导致咽鼓管和中耳黏膜水肿。有实验检测到腺样体中的肥大细胞减少、组胺等炎性介质增多。

二、治疗方法

该并发症仍可应用 SST 治疗，因声导抗测听对于 SOM 的诊断有重要意义，故我们还根据儿童 SOM 不同病程的声导抗曲线来归纳总结 SST 的治疗特点。患儿声导抗的鼓室压曲线图可呈 B 型和 C 型，疾病开始时咽鼓管功能不良或堵塞，以 C 型曲线多见，当病变逐渐进展，鼓膜更加内陷，出现鼓室积液，当声顺减弱或无变化时则成为无峰的 B 型曲线。

（一）B 型图期

这期多为患儿症状最严重的时期，多由 C 型曲线加重转化而来。因鼓膜内有积液，多伴耳部闷胀感加重，听力障碍。此时不仅要治疗耳部症状还要兼顾诱发因素及伴发因素，如鼻腔疾患，肥大的腺样体、扁桃体。此时 SST 多采用熏蒸、滴鼻及口服汤剂共同作用，如伴发扁桃体的肥大，还应将剩余蒸馏液漱口。

在八纲辨证的基础上，组方以紫苏叶、防风、桔梗、鱼腥草、鹅不食草、辛夷、白芷、薄荷为主，可宣散、芳香通窍。如鼻腔存在脓性分泌物，可加金银花、大青叶清热排脓；如中耳腔分泌物黏稠，可加藿香、佩兰化湿祛浊；如伴发过敏性疾患，可加乌梅、蝉蜕；如耳鸣、听力下降明显，可加路路通、磁石；如伴发扁桃体肥大，可加青果、黄芩。

疗程在 2~4 周，予以复查声导抗测听，如转为 C 型或者 A 型曲线，则疾病向愈，可转为熏蒸和滴鼻同用，并积极治疗伴发症状及诱发疾病，如鼻腔、鼻咽及咽喉疾患。

（二）C 型图期

这期多见于 SOM 初期，或者 B 型曲线症状改善后。此时 SST 多采用熏蒸、滴鼻法，以直接作用于鼻腔，减轻咽鼓管的阻塞，释放负压。

这一期的治疗重点在于缓解鼻甲及腺样体的肥大。缓解鼻甲肥大的辨证组方：如风寒犯肺，用羌活、细辛、防风、荆芥、紫苏叶；风热证，可用菊花、金银花、鹅不食草、黄芩；如鼻腔有大量脓性分泌物，可加大青叶，桔梗；如鼻甲黏膜苍白肿胀，有大量稀水样分泌物，加黄芪、白术、防风、乌梅、蝉蜕。缓解腺样体肥大的辨证组方：肺经风热予以鱼腥草、菊花、金银花、连翘、黄芩；肺肾阴虚予以生熟地、百合；肺脾气虚予以黄芪、白术、茯苓、甘草；如痰湿滞结予以半夏、陈皮；气血瘀阻予以桃仁、红花、当归、川芎；如伴有痰湿瘀结予以枳壳、败酱草。

疗程在 2～4 周，复查声导抗测听，如曲线图转为 A 型，则可单独使用熏蒸或滴鼻法以巩固治疗，同时继续积极治疗伴发症状及诱发疾病。

（三）A 型图期

这一期为疾病转归向愈期，提示咽鼓管功能恢复正常，但仍应注意疾病的复发。虽然耳部症状消失，但是如患儿仍存在鼻塞、流涕、咽部不适、咳嗽，甚或夜间打鼾，则提示鼻腔及鼻咽部、咽喉部疾患的存在，仍应积极治疗。需根据诱发疾患的不同及辨证运用 SST 疗法。如症状完全恢复，则建议单独运用熏蒸或滴鼻法，加强对鼻部的治疗，提高上呼吸道免疫力，2～4 周后复查，如无异常，方可停药。

儿童分泌性中耳炎的 SST 治疗，应根据治法的特点，熏蒸、滴鼻、口服灵活搭配运用，疗程应控制在 2～4 周，通过复查来评估疗效，并且调整治疗方案，疾病严重期可同时使用，根据疾病的转归又可两两搭配，最后向愈后可单独使用，预防其复发。

三、预防策略

预防方面需注意：①加强锻炼，增强体质，预防感冒；②避免辛辣刺激性食物和烟酒刺激，避免接触烟雾等不良气体刺激呼吸道，保护和增强上呼吸道黏膜的抵抗力；③预防和治疗过敏性疾病，避免接触变应原，饮食上应避免引发个体过敏的食物，如海鲜食品等；④擤鼻涕时勿双手同时捏紧前鼻孔用力，应该按压一侧鼻孔轻轻清理鼻腔的分泌物，可以建议将鼻腔分泌物回吸到口腔后吐出；⑤婴幼儿被喂奶时应注意不要头部太低；⑥鼓膜置管期间应避免耳道进水，以防引发急性化脓性中耳炎。

第三节　腺样体肥大与儿童慢性鼻窦炎

慢性鼻窦炎（chronic rhinosinusitis，CRS）属于中医"鼻渊"的范畴，以鼻流浊涕不止为主要特征，是儿童上呼吸道感染的常见并发症，病程长、易复发。儿童腺样体肥大堵塞鼻咽部是其发生发展的重要机制，而儿童 CRS 发作时，鼻腔分泌物后流又会刺激使腺样体肥大。可见二者互为因果，恶性循环。鼻内镜下腺样体切除术是治疗腺样体肥大合并 CRS 的安全有效的治疗方法。

一、并发原因

儿童 CRS 不是一个孤立的疾病，常伴有腺样体病变、变应性疾病、慢性扁桃体炎、SOM 和哮喘等[6]。在儿童鼻窦炎的诸多诱发因素中，除了儿童鼻腔鼻窦黏膜连续，各窦开口在中鼻道互相邻近，以及儿童身体抵抗力低、免疫力差，易患上呼吸道感染外，儿童腺样体肥大常合并感染，也是导致鼻窦炎及其反复发作的重要原因之一[7]。

其发病机制为：其一，儿童肥大的腺样体堵塞后鼻孔，引起机械性阻塞，阻碍鼻腔正常的引流通道，鼻道窦口复合体长期引流不畅，炎症与感染恶性循环[8]。腺样体肥大可阻塞后鼻孔，导致分泌物郁滞，鼻腔及鼻窦血液循环障碍，黏膜淤血加重，鼻窦黏膜病变，使鼻窦正常功能紊乱，纤毛功能受损，最终形成顽固性鼻窦炎。其二，腺样体作为细菌寄生之处，为慢性感染提供了自然疫源地。其三，腺样体的免疫功能异常，使鼻咽黏膜易感染和水肿，这种炎症和水肿进而影响鼻腔、鼻窦黏膜。而以上所述鼻窦炎症、脓性分泌物的刺激，又会进一步造成腺样体增生肥大，二者形成互为因果的恶性循环。

国内有研究提出，42.2% 的腺样体肥大患儿并发慢性鼻窦炎[9]，另有研究表明，腺样体肥大患儿慢性鼻窦炎的发病率为 53.9%[10]，二者相差不大。国外有学者研究表明，鼻窦炎患儿腺样体肥大发病率为 69%。Bernstein[11] 的研究指出，在细菌性鼻窦炎时，腺样体上培养出的细菌与鼻腔外侧壁的细菌相同，提示进入鼻腔及鼻窦的细菌来自鼻咽，而腺样体可能是细菌隐藏的聚集场所。另外，Ranga[12] 的研究表明，正常儿童鼻腔的黏液纤毛输送时间是 8.55 ± 2.11min，腺样体肥大儿童为 16.97 ± 3.1min，腺样体切除后为 8.7 ± 2.14min，说明腺样体肥大影响黏液纤毛运动，从而影响鼻腔及鼻窦的引流。Tarchalska 等[13] 发现，腺样体肥大儿童术前鼻黏膜的中性粒细胞数目增多，于腺样体切除术后 1 个月恢复正常。所以，腺样体肥大可能通过这几方面改变了鼻腔的微环境而与儿童慢性鼻窦炎相关。

二、治疗方法

（一）一般治疗

1. **抗菌药物**　除非鼻分泌物呈脓性，一般不使用抗菌药物治疗。由于慢性鼻窦炎的耐药菌株增多，推荐选择耐 β- 内酰胺酶类药物，用药时间至少 2 周，也可根据细菌培养及药敏试验结果选用抗菌药物，包括抗厌氧菌药物。

2. **鼻用糖皮质激素**　鼻用激素具有显著的抗炎、抗水肿作用，是慢性鼻窦炎的一线治疗药物。使用 8～12 周，症状完全控制后进行临床评估，可继续用药 2～4 周。另外，对于需要较长时间使用鼻用糖皮质激素（特别是对于术后）的患儿，建议选择生物利用度低的制剂。不推荐常规使用全身糖皮质激素治疗。

3. **鼻腔冲洗**　使用生理盐水或高渗盐水鼻腔冲洗，可改善症状、刺激鼻黏膜黏液纤毛活性，增加其清除速率，改善鼻腔局部微环境，应作为常规治疗方法，一般应用不超过 12 周。临床研究证明 [14-16]，相较于生理盐水，高渗盐水能够更好增加纤毛摆动频率，缓解炎症反应，更快地改善临床症状。

4. **抗组胺药及白三烯受体拮抗剂**　参照《儿童过敏性鼻炎诊疗——临床实践指南》（2019），对伴有变态反应者，可全身和 / 或局部使用第二代新型 H_1 抗组胺药，以鼻部使用为佳，疗程不少于 2 周。

5. **黏液溶解促排剂**　具有稀释黏液并改善纤毛活动的功能，疗程至少 2 周。

6. **鼻用减充血剂**　推荐使用赛洛唑啉、羟甲唑啉，禁止使用萘甲唑啉。

（二）手术治疗

由于儿童鼻腔和鼻窦均处于发育阶段，黏膜在术后的炎性反应重，术腔护理患儿不易合作，鼻腔狭窄易发生粘连，为此对儿童慢性鼻窦炎原则上不采用手术治疗 [17]，但合并腺样体肥大，影响鼻腔通气和引流时，可选择手术。儿童慢性鼻 - 鼻窦炎的手术原则是小范围、精细和微创，术后不宜频繁进行鼻内镜检查和外科干预。术后应用鼻腔冲洗，鼻内激素使用时间至少持续 12 周。

腺样体切除可以作为儿童腺样体肥大伴慢性鼻窦炎的一种前期治疗手段。切除腺样体的目的是减轻后鼻孔堵塞，利于鼻腔黏膜纤毛运动的恢复，改善鼻腔鼻窦的通气引流，清除导致鼻腔鼻窦慢性感染的感染源。单纯腺样体切除术的疗效，关键要看是否有一半的后鼻孔被阻塞、鼻塞持续时间以及鼻咽部是否有脓性分泌物。国内外研究均表明，单纯手术切除肥大的腺样体，部分儿童慢性鼻窦炎可以"不治而愈"[18]。

在国内推荐的儿童慢性鼻窦炎的诊疗指南中，腺样体切除手术配合药物治疗儿童（特别是 10 岁以下者）慢性鼻窦炎可获得理想的疗效，可以避免鼻内镜下的鼻窦手术[19]。对于需要进行鼻窦手术的患者，Ramadan[20]研究指出，同时处理肥大的腺样体才能达到最佳的手术治疗效果。但腺样体作为儿童的免疫器官，究竟病变到何种地步、大到何种程度才需要手术切除，各家意见不一，目前尚无统一的定论，需要进一步细化研究。

（三）中医鼻病序贯疗法

慢鼻渊多因肺、脾虚弱，导致抗病祛邪能力不足，外邪袭肺犯鼻，邪毒留滞鼻窍，多见肺气虚寒型、脾气虚弱型。根据患儿症状体征，将慢鼻渊分为肺经风热、胆腑郁热、脾胃湿热、肺气虚寒、脾胃虚弱五个证型。治疗慢鼻渊，除常用辛夷、苍耳子、白芷等芳香通窍药外，还会酌加一些补肺健脾之中药，如黄芪、白术、党参、防风、薏苡仁等。因久病不愈，则易夹瘀，故在辨证用药的同时，还会加入川芎、赤芍等药物，以助活血通络。

根据患儿的具体症状、体征进行辨病辨证，并结合患者实际情况，选择三法的组合。

（1）熏蒸＋点鼻＋口服：对于症状较严重，或者慢鼻渊合并咽喉部疾病的患儿，可以采用此法治疗。

（2）熏蒸＋口服：临床上由于煎药条件的限制，对完成收集蒸馏液滴鼻有一定难度的患者，及不能耐受滴鼻所要求的特殊姿势和滴鼻液特殊气味的儿童，可用此法治疗。临床研究证明，此法疗效优于常规西药治疗[21]。

（3）熏蒸＋点鼻：此疗法作用直接、起效迅速，同时避免了口服汤药与胃肠黏膜的接触，减轻了汤药经胃肠吸收后的肝肾代谢负担，生物利用度大为提高。对于临床上同时患有胃肠疾患或患病较多需口服多种药物，以及不方便内服汤药的患儿，宜采用这一治法。

（4）点鼻＋口服：对于一些时间匆忙的上班族或年龄较小的幼儿，以及时当炎热的夏季，多有不便时，会建议患者只采取此方法。

（5）点鼻或熏蒸：对于病情较轻，经过上述治疗一段时间后病情减轻的患者，根据其个人情况，可只选取汤药蒸汽熏鼻或蒸馏液滴鼻的方法。

三、预防策略

研究发现，练习"鼻炎穴位按摩保健操"，不仅仅对慢性鼻窦炎患者的急性发作具有较好的预防作用，对于缓解慢性鼻炎患者鼻塞症状也具有较好的效果。

汪玉娇、孙书臣[22]对 45 例慢鼻渊患者进行健康宣传教育、讲解，嘱其每日定期做保健操，6 个月后进行电话随访，统计 6 个月内慢性鼻窦炎急性发作的复发率，然后与现有代表性文献记录的慢性鼻窦炎非手术治疗 6 个月后的复发率进行对比分析。结果显示，慢性鼻窦炎患者经鼻炎穴位按摩保健操干预后，6 个月内复发率为 4.44%。

鼻炎穴位按摩保健操步骤如下：

预备式：坐在椅子或凳子上，上身自然端正，两臂自然下垂，两足分开与肩同宽，精神集中排除杂念，调整呼吸至自然状态，准备做操。

第一节（浴面）：将两手搓热后，做干洗脸动作，反复搓面部 5 次，使面部微微发热。可起到促进面部血液循环及疏通经络的作用。

第二节（推擦鼻背）：两手示指、中指指腹平贴鼻梁两侧，做上至鼻根、下至鼻翼两侧的推擦动作，约 30 次。本节动作可促进鼻部血液流通，改善局部循环，宣通鼻窍。

第三节（按揉鼻周）：双手示指指腹点揉两侧迎香穴、两侧口禾髎穴各 30 次，至鼻腔内有微热、酸胀的感觉。本节动作有疏通经气、改善鼻腔通气的作用。

第四节（疏通督脉）：右手中指或示指依次按百会穴、上星穴、印堂穴、素髎穴，由轻至重按揉 30 次，以有酸胀感为度。此节有疏通督脉经气、提升阳气的作用。

第五节（点揉穴位）：双侧示指或者中指点按攒竹穴、丝竹空穴、阳白穴，各按揉 30 次。可疏风络络、宣通鼻窍。

第六节（疏散经气）：拇指由轻至重点揉合谷穴 30 次，左右交替进行。两手示指由轻至重按揉同侧风池穴 30 次。可疏散阳明、少阳经气。

第七节（原地轻跳）：在场地和身体允许的条件下，双手叉腰原地向上轻跳 10~20 次。可舒畅周身气机，疏经通窍。

第四节　腺样体肥大与上气道咳嗽综合征

上气道咳嗽综合征（upper airway cough syndrome，UACS）是上呼吸道疾病通过鼻分泌物后流和 / 或炎症刺激引起的咳嗽的统称。由于大部分是因鼻部疾病引起分泌物倒流鼻后和咽喉部，至反流入声门或气管，从而导致咳嗽，因此又称为鼻后滴漏综合征。UACS 与哮喘和胃食管反流性疾病共同构成了慢性咳嗽的三大主因 [23]，占慢性咳嗽的 85%~98%[24]，其中 UACS 发病率为 28%~57.6%[25]。

主要表现为阵发性或持续性咳嗽，以白天咳嗽为主，入睡后较少咳嗽；多数患者伴有鼻内分泌物后流，咽部不适、发痒，经常清嗓，以及有咽部异物感、咽部发堵或"糨糊黏着咽喉"的感觉；由急慢性鼻炎、鼻窦炎、变应性鼻炎引起者还可伴有喷嚏、流涕、鼻塞、鼻疼、头痛、头昏、夜间睡眠差、白天嗜睡以及精神不振和记忆力下降等症状。UACS 在 10 岁以下的儿童中发病率高，如合并有过敏体质或慢性鼻炎、鼻窦炎、鼻息肉等更容易患上该综合征，尤其在天气变化时症状更明显、更严重。

一、并发原因

鼻黏膜纤毛系统担负着重要的防御功能，通过纤毛有规律地摆动，将表面的黏液毯输送至鼻咽部，以清除外来的致病微生物及其他颗粒性物质[26]。当鼻腔、鼻窦发生炎性疾病时，刺激分布于鼻、鼻窦、咽喉等处的咳嗽感受器，使其产生同下呼吸道相似的炎症反应，同时感觉神经末梢所含神经肽和神经递质可以刺激气道感觉神经，增加咳嗽反射的敏感性[27]。UACS 时，鼻黏膜纤毛功能受损，上呼吸道分泌物增多、倒流滴入咽喉部或下呼吸道时，刺激此处咳嗽感受器，产生冲动，通过神经反射而咳嗽[26-28]。同时，UACS 还可以导致咽后壁慢性炎症、黏膜下淋巴滤泡增生，以及增加下呼吸道的炎性反应和反射性支气管收缩[29]。

除了鼻 – 鼻窦炎外，腺样体肥大也是引起 UACS 的重要原因。通常认为造成 UACS 的病因主要是鼻腔、鼻窦的病变[30]。屈涓等[31] 报道了鼻窦 CT 仅有轻微病变甚至没有病变的 UACS 患者，但未做进一步探讨。楼正才[32] 发现，84 例反复漏诊的 UACS 患者中，13 例存在腺样体肥大。马亚琳[33] 通过研究 186 例青少年 UACS 患者发现，单纯鼻 – 鼻窦炎占 50.54%，单纯腺样体肥大占 9.14%，鼻 – 鼻窦炎合并腺样体肥大占 26.88%，提示鼻 – 鼻窦炎仍是 UACS 的主要病因，另外，约 37.2% 的 UACS 患者存在腺样体肥大。这方面的报道鲜见，可能与对腺样体肥大的重视程度不足有关。

二、治疗方法

（一）一般治疗

在治疗上，首先是针对病因进行治疗，如对鼻息肉、急慢性鼻炎、鼻窦炎、变应性鼻炎等原发疾病进行针对性治疗，应用抗过敏、抗炎药物，减轻炎症反应、减少分泌物；其次是对症治疗，局部滴、喷鼻用制剂；同时还可通过促进黏膜功能恢复，促排鼻腔分泌物，减轻鼻后滴漏。此外，还要注意饮食和睡眠，并结合免疫疗法等综合治疗。对由鼻窦炎、鼻息肉、腺样体肥大引起的 UACS，应考虑手术治疗。

腺样体肥大切除术有助于提高 UACS 的疗效。在马亚琳等[33]的研究中，186 例青少年 UACS 患者均先进行了保守治疗，在 67 例腺样体肥大患者中，选择保守治疗者仅 2 例鼻后滴漏症状消失，而选择手术切除肥大腺样体的 45 例患者中有 22 例治愈，故其建议切除肥大的腺样体组织，从而有效改善鼻通气，促进鼻的清洁功能，及时有效地清除致病微生物及其他颗粒性物质，减轻鼻 – 鼻窦炎性反应，提高 UACS 的治愈率。由于该研究中，单纯腺样体肥大患者仅 17 例，样本数较少，腺样体切除术是否为治疗 UACS 的重要方法，还需更大样本的临床规范研究证实。

各国家的医生治疗本病的一般原则是相似的，以抗炎、抗过敏为主，但具体治法各有不同。临床上，虽部分患者的慢性咳嗽可以得到一定控制，但可能出现停药后复发等情况。部分药物存在疗程长、不良反应多及停药复发率高等缺点，可能影响患者的依从性及治疗效果。另外，多数西药作用靶点明确，对于症状的针对性强。临床常为达到同时控制多种症状的目的，采用联合用药、重复用药的方法。据调查，首诊采用 3 种以上药物治疗者比例多达 56.06%，甚至可能出现同时使用 4~5 种药物的情况 [34]。这种轻视诊断、治疗却过度的诊疗模式很可能造成镇咳药、抗生素等药物滥用。并且，对症治疗忽视了对患儿整体状态的调整，远期疗效不佳。且上气道咳嗽综合征患者常常伴有其他疾病，故在明确本病的诊断及治疗时具有一定难度，容易造成咳嗽迁延不愈 [35]。慢咳还可能对患者的生活造成影响，甚者可能引发抑郁 [36]。

如何快速彻底地治疗上气道咳嗽综合征，仍是医学界亟待解决的问题。

（二）中医鼻病序贯疗法

上气道咳嗽综合征多属于中医"久咳""鼻渊""鼻窒""鼻鼽""脑漏"等范畴。中草药资源丰富、价格低廉、作用靶点多，不仅具有抗菌消炎、调适机体免疫功能、减轻气道炎症反应等综合疗效，而且耐药性低、副作用少，价格低廉，简便可行，可为治疗上气道咳嗽综合征做出巨大贡献。

在整体观念、辨证论治等中医基础理论指导下，中医鼻病序贯疗法可为本病的治疗开阔思路。在临床可根据患者病情灵活选用中药口服结合蒸馏液漱口、蒸馏液点鼻、中药蒸汽熏鼻等方法。

中药复方漱口方法是在秉承中医学理论基础和西医学研究基础之上总结形成的，常用中药包括金银花、蒲公英、桑叶、薄荷、牛蒡子、甘草等。多种中药具有杀菌消炎作用，能够有效地抑制口腔内的细菌，起到减轻炎症反应而止咳的作用。中药对人体发挥效用的机制较复杂，临床常通过多靶点产生作用。下丘脑－垂体－肾上腺轴（HPA 轴）与人体炎症介质的产生与释放密切相关。据研究，某些中药成分提取物能直接作用于 HPA 轴，提高内源性皮质醇分泌，引发负反馈调节，从而发挥抗炎作用 [37]。中医可通过调节炎症因子治疗慢性咳嗽。琚玮等人总结了治疗儿童慢咳的中药及其抗炎机制 [38]。还有学者通过网络模拟分析了 20 余种中草药和 3 组中草药化合物的抗炎效果 [39]，结果表明：中草药有降低白三

烯 B_4 产生的明显趋势，而白三烯 B_4 与咳嗽、哮喘相关。其中，对 PGE_2 和白三烯 B_4 抑制效果最好的药物是甘草。现代药理学研究发现，部分止咳中药中含有的某些成分能直接抑制位于延髓的咳嗽中枢或舒张气管表面平滑肌，发挥止咳功效；部分化痰药含有的某些成分能促进气道上皮细胞分泌稀释痰液，促进纤毛摆动，排出痰液。同时，有些中药的挥发油成分能刺激神经末梢的冷感受器而产生冷感，并反射性地造成深部组织血管的变化而起到消炎、止痛、止痒、局部麻醉和抗刺激作用。用中药的复方蒸馏液含漱，使之覆盖在发炎的咽部黏膜上，止痛止痒，减少痰液分泌或促进痰液吸收，缓和炎症对它的刺激，减轻咳嗽反射，起到镇咳作用。

治疗鼻病的中药方剂中很多中药含有挥发油成分，例如苍耳子、辛夷、白芷、薄荷、川芎、金银花、黄芩等。利用中药煎煮过程中产生的挥发油成分熏蒸鼻腔及收集蒸馏液点鼻，减轻鼻腔黏膜的水肿，减轻鼻及鼻窦黏膜内的咳嗽感受器受到的炎症刺激，抑制鼻黏膜局部因变应原刺激引起的黏膜高反应性，并促进鼻黏膜纤毛传输功能的恢复，减少鼻腔分泌物，避免分泌物倒流至鼻咽部，减轻对咽部或下呼吸道的刺激，避免刺激其中的咳嗽感受器而产生咳嗽。因鼻黏膜受损，湿润、保温和过滤作用下降，而使吸入空气干燥、寒冷、含有刺激性颗粒，直接刺激下气道引起咳嗽，熏蒸时的水蒸气温热潮湿，有助于缓解咳嗽。

对于患上气道咳嗽综合征，特别是伴有咽喉部疾患的喉源性咳嗽人群，在治疗期采用中药煎汤口服，同时收集蒸馏液口腔含漱，痊愈后采用中药蒸馏液含漱法巩固疗效并预防复发。

对于患上气道咳嗽综合征，特别是伴有鼻后滴流的鼻源性咳嗽及腺样体肥大人群，利用中药煎煮过程中的挥发油熏蒸鼻腔，同时收集蒸馏液点鼻，痊愈后可单独采用中药熏鼻和/或蒸馏液点鼻法巩固疗效并预防复发。

第五节　腺样体肥大与变应性鼻炎

变应性鼻炎（allergic rhinitis，AR）即变态反应性鼻炎，又称过敏性鼻炎，是耳鼻喉头颈外科领域的常见多发病。

Modrzyński 等[40]通过对 115 例有 AR 和哮喘及单纯 AR 的患儿观察发现，AR 是腺样体肥大的危险因素，他们认为早期预防暴露于变应原，可减少儿童腺样体肥大的发生。Evcimik[41] 在一项涉及 566 名过敏性鼻炎患儿的观察中发现，其中 21.2% 合并有腺样体肥大，AR 通常首次发病于儿童和少年，其典型的临床症状有阵发性喷嚏、清水样涕、鼻塞和鼻痒等。

一、并发原因

从生理结构上分析，AR 产生的分泌物向鼻腔后方移动，对肥大的腺样体产生影响，肥大的腺样体堵塞后鼻孔，使 AR 产生的分泌物堆积于腺样体周围，对腺样体持续产生刺激，二者相互影响。从免疫作用上分析，嗜酸性粒细胞、白三烯 B_4 等变应性炎症因子均参与二者发病的过程。

二、治疗方法

（一）西医治疗

小儿 AR 的发病率较高，且有发生支气管哮喘的倾向。多在 2 岁以后发生，6~10 岁为高发年龄段。治疗原则包括尽量避免接触变应原，正确使用抗组胺药和糖皮质激素，如有条件可行特异性免疫疗法。其中有镇静作用的抗组胺药可影响学龄儿童的学习能力，应避免使用口服或肌注糖皮质激素。虽然鼻内应用皮质激素效果很好，但应选择生物利用度极低的制剂品种，并按推荐剂量使用。

（二）中医治疗

有研究对患有 AR 的儿童进行了中医体质的分析，发现 AR 患儿的体质多为特禀质（指有家族遗传史者、有家族聚集倾向）、阴虚质和湿热质[42]。参考 2016 年的《中医儿科临床诊疗指南·小儿鼻鼽》，将本病分为以下四个证型。

1. 肺气虚寒证　主方用温肺止流丹（《辨证录》）加减。

2. 肺经伏热证　主方用辛夷清肺饮（《医宗金鉴》）加减。

3. 脾气虚弱证　主方用补中益气汤（《脾胃论》）加减。

4. 肾阳不足证　主方用金匮肾气丸（《金匮要略》）加减。

随着现代医学与中医的不断发展，中医在鼻鼽方面的研究也有了一定的进展。

干祖望针对变应性鼻炎冥顽不瘥、诸药不效者，主张治以其经验方截敏乌梅汤（以乌梅、柴胡、五味子、桑螵蛸、防风、牡蛎等为主方）为基础方进行加减[43]。李淑良经验方（黄精 20g，百合 30g，白术 10g，防风 10g，蝉蜕 10g，丹皮 10g，辛夷 10g，白芷 10g，羌活 10g，高良姜 6g，桂枝 6g，诃子 6g，生甘草 6g）治疗中重度变应性鼻炎，其长期疗效优于西药[44]。熊大经教授运用鼻腔"五度辨证"法治疗鼻鼽，下鼻甲、下鼻道变化属气度，多用玉屏风散加减；中鼻甲、中鼻道异常属枢度，常与气度同病，考虑肺胆同治；部分患者还会出现外鼻、鼻前庭的变化，治疗上则顾护脾胃[45]。

（三）其他治法

1. 外治法　滴鼻法：应用具有芳香通窍功效的滴鼻剂滴鼻。

2. 针灸疗法　2015 年美国 AR 指南提出，在不接受药物治疗的前提下，可选择针灸治疗变应性鼻炎[46]。临床上可根据患者具体情况选用以下一种或几种方法：普通体针、穴位贴敷、耳穴贴压、穴位注射、穴位埋线、灸法等。

3．局部按摩　主要是鼻部按摩，用两手中指于鼻梁两边揩擦50～60次，每天早晚各1次。有温通经络、宣通鼻窍的作用[47]。

4．中医鼻病序贯疗法　在季节性AR发作期，也就是环境中花粉浓度达到高峰时，根据患者病情，症状轻者，选择维持原有治疗，症状较重者，辨证论治后综合两步或三步治疗。一般以鼻部症状明显者，多采用滴鼻＋熏蒸鼻窍的方法，若合并有咽喉部、全身症状者，则适当选择配合有口服汤药的两步或三步方法。当鼻部症状较轻，但合并有咽痒、干咳或其他咽喉部症状，如扁桃体肿大者，可选择熏鼻＋口服的方法；当鼻部症状明显，且伴有其他咽喉部及全身症状，如干咳、咽痒、湿疹、哮喘者，应选择熏蒸＋滴鼻＋口服的方法；若出现鼻出血或鼻腔黏膜糜烂者，不适宜高温熏蒸，应采用滴鼻＋口服的方法。

对于常年性AR患者，采用SST治疗，临床观察发现疗效要优于单纯传统口服汤药，而且医疗成本并没有增加。

一项采用中医鼻病序贯疗法治疗肺虚感寒型变应性鼻炎研究结果显示，SST能改善其鼻塞、流涕、喷嚏、鼻痒、眼痒等症状；应用同一方剂，SST改善鼻塞、流涕、眼痒症状疗效明显优于传统的单纯口服汤药的方法。鼻塞主要因黏膜肿胀以及分泌物潴留造成，SST在熏蒸鼻窍及滴鼻的过程中，药物挥发油热蒸汽与药物挥发油水饱和溶液能直接作用于鼻黏膜，起到抗炎、减轻黏膜肿胀的作用，也一定程度上提高了鼻腔纤毛的摆动速率，促进分泌物的排出，减轻鼻塞的症状；SST在熏蒸过程中也能直接和间接地作用于眼部黏膜，改善其眼部的症状。SST治疗过程前后，在鼻内窥镜下观察的鼻甲黏膜肿胀情况也有着明显的差别，治疗后，鼻分泌物中的嗜酸性粒细胞百分比有所降低。中医鼻病序贯疗法在鼻塞、流涕、鼻痒等症状改善方面与口服西药组无异，长期使用，可避免西药产生的嗜睡、鼻腔干燥等副作用[48]。

对于常年性 AR 患者的治疗，除了要准确寻找变应原并避免接触外，针对已出现的症状，应选择相应的中医鼻病序贯疗法。在稳定期接受长期低剂量治疗亦为重要方面。此处的低剂量治疗，指除改变中药药量以外，亦可减少药物使用频率，由发作期的一天2次，减少到一天 1 次、隔天 1 次甚至隔两天 1 次，最终逐渐停药，仅在季节交替或变应原陡增的时期采用预防性干预。

三、预防策略

AR 的预防是治疗中很重要的一部分。《中国变应性鼻炎诊断和治疗指南（2022 年，修订版）》中称为环境控制，主要为避免或减少对变应原和刺激物的接触。例如尘螨过敏，因其无法完全避免，则需采取控制环境的温度与湿度、使用尘螨不易生存的物理材质、改变尘螨的适宜环境条件等方法，例如定期清理灰尘、保持织物干燥等。

对于花粉或植物种子过敏，则提倡根据花粉浓度制订出行计划，避免在致敏花粉播散高峰期外出，在自然环境中佩戴口罩、眼罩、鼻腔过滤器等，或在致敏花粉播散高峰期到来之前用药。

对于季节变应性鼻炎，特别是花粉症引起的变应性鼻炎，SST提倡在现代监测技术的基础上，根据花粉浓度的变化，在花粉达到播散高峰的前 2 周，针对有明确病史的患者，可以在症状未出现之前给予干预[49]。既往单纯鼻、眼局部症状明显者可采用熏蒸鼻窍或滴鼻法为主，因预防期治疗一般症状不明显，患者对于口服汤药依从性较差，故较少采用；若患者既往病情较重，或伴有其他鼻部、咽喉部、全身症状，且依从性良好，可口服汤药进行早期预防性治疗。SST 的早期干预或预防性治疗充分体现了中医"治未病"的思想。

参考文献

[1] 孙瑶，常远，卢烨，等. 儿童腺样体肥大引发睡眠呼吸暂停综合征临床症状分析 [J]. 世界睡眠医学杂志，2014，1（6）：361-364.

[2] 王淑芬，王智楠，徐忠强. 腺样体肥大儿童分泌性中耳炎发生率及其影响因素分析 [J]. 听力学及言语疾病杂志，2012，20（2）：129-131.

[3] 刘姣，孙德强. 儿童分泌性中耳炎与腺样体肥大的相关性研究 [J]. 中国医科大学学报，2010，39（1）：61-63.

[4] 石洪金，李树华，吴大海，等. 儿童腺样体肥大与分泌性中耳炎的关系研究 [J]. 中华耳科学杂志，2009（2）：109-113.

[5] 邹宇，刘漪，陈洽鑫，等. 鼓膜置管及其合并腺样体切除治疗儿童分泌性中耳炎听力改善的疗效分析：Meta 分析 [J]. 实用医学杂志，2018，34（5）：842-846.

[6] 张革化，李源. 儿童鼻窦炎 [J]. 国外医学：耳鼻咽喉科学分册，2000，24（2）：86-88.

[7] JOHNS N S. Current concepts in the management of pediatric rhinosinustis [J]. J Laryngolotol, 1999, 113(1): 1-9.

[8] KENNEDY D W. Pathogenesis of chronic rhinosinusitis [J]. Ann Otol Rhinol Laryngol Suppl, 2004, 193(1): 6-9.

[9] 薛飞，李泽卿，王秋萍，等. 南京地区腺样体肥大儿童并慢性鼻窦炎调查 [J]. 实用儿科临床杂志，2007，22（4）：281-282.

[10] 杜瑞霞. 腺样体肥大切除术与少年儿童慢性鼻窦炎的相关性分析 [D]. 沈阳：中国医科大学，2009.

[11] BERNSTEIN J M, DRYJA D, MURPHY T F. Molecular typing of paired bacterial isolates from the adenoid and lateral wall of the nose in children undergoing adenoidectomy: implicationsin acute rhinosinusitis [J]. Otolaryngol Head Neck Surg, 2001, 125(6): 593-597.

[12] RANGA R K, SINGH J, GERA A, et al. Nasal mucociliary clearance in adenotonsillar hypertrophy [J]. Indian J Pediatr, 2000, 67(9): 651-652.

[13] TARCHALSKA-KRYŃSKA B, MODRZYNSKI M. Cytological assessment

of the nasal mucosa in children with adenoidal hypertrophy. Part I [J]. Pol Merkur Lekarski, 2001, 10(60): 408−410.

[14] 王弦，李宁，吴燕妮，等. 高渗盐水和生理盐水鼻腔冲洗对儿童变应性鼻炎的治疗效果分析 [J]. 中国实用医药，2022，17（5）：66−68.

[15] 陈明珠，苏雅能. 3% 高渗盐水鼻腔冲洗治疗鼻窦炎患者的临床效果 [J]. 中国医药指南，2023，21（23）：79−81.

[16] 张萃，蒋正举. 高渗盐水鼻腔冲洗治疗慢性鼻窦炎的效果及对疼痛程度的影响 [J]. 吉林医学，2022，43（8）：2094−2096.

[17] LIESER J D, DERKAY C S. Pediatric sinusitis: when do we operate [J]. Curr Opin Otolaryngol Head Neck Surg, 2005, 13(1): 60−66.

[18] 李华斌，许万云，邢光前，等. 鼻内镜下腺样体切除术对儿童慢性鼻窦炎和分泌性中耳炎转归的影响 [J]. 临床耳鼻咽喉科杂志，2005，19（13）：596−597.

[19] 许庚，李源. 儿童慢性鼻窦炎手术治疗的思考与临床诊疗指引 [J]. 中华耳鼻咽喉科杂志，2003，38（4）：242.

[20] RAMADAN H H. Surgical management of chronic sinusitis in children [J]. Laryngoscope, 2004, 114(12): 2103−2109.

[21] 李艳青，张重华，臧朝平. 中药熏蒸联合"逐渊汤"治疗慢性鼻窦炎的临床疗效研究 [J]. 临床耳鼻咽喉头颈外科杂志，2020，34（1）：5-9.

[22] 汪玉娇.《鼻炎穴位按摩保健操》改善鼻炎患者通气状况及预防慢性鼻−鼻窦炎急性发作的"治未病"相关研究 [D]. 北京：北京中医药大学，2013.

[23] MCGARVEY L P, HEANEY L G, LAWSON J T, et al. Evaluation and outcome of patients with chronic non-productive cough using a comprehensive diagnostic protocol [J]. Thorax, 1998, 53(9): 738−743.

[24] SMYRNIOS N A, IRWIN R S, CURLEY F J, et al. From a prospective study of chronic cough: diagnostic and therapeutic aspects in older adults [J]. Arch Intern Med, 1998, 158(11): 1222−1228.

[25] POE R H, ISRAEL R H. Evaluating and managing that nagging chronic cough [J]. J Respir Dis, 1990, 11: 297−313.

[26] 韩德民，王向东，周兵，等. 鼻黏膜纤毛系统的研究进展 [J]. 中华医学杂志，2003，83（2）：172-174.

[27] 马洪明. 慢性咳嗽的研究进展 [J]. 国外医学：呼吸系统分册，2001，21（2）：85-88.

[28] 纪树国. 对"慢性咳嗽"的再认识 [J]. 空军总医院学报，2003，19（1）：38-40.

[29] PALOMBINI B C, VILLANOVA C A, ARAUJO E, et al. A pathogenic triad in chronic cough: asthma, postnasal drip syndrome, and gastroesophageal reflux disease [J]. Chest, 1999, 116(2): 279-284.

[30] 邓燕飞，郭永清，杨海斌. 鼻后滴漏综合征的临床相关因素分析 [J]. 临床耳鼻咽喉头颈外科杂志，2008，22（14）：660-662.

[31] 屈涓，陈福权，邱建华. 167 例鼻后滴漏综合征治疗分析 [J]. 临床耳鼻咽喉头颈外科杂志，2007，21（2）：67-68.

[32] 楼正才. 鼻后滴漏综合征84例诊治分析 [J]. 浙江中西医结合杂志，2007，17（2）：118.

[33] 马亚琳，任平治，柴茂文，等. 青少年鼻后滴漏综合征与腺样体肥大 67 例 [J]. 中国眼耳鼻喉科杂志，2009，9（3）：163-164.

[34] 中国儿童慢性咳嗽病因构成比研究协作组. 中国儿童慢性咳嗽的治疗现状 [J]. 中华儿科杂志，2014，52（3）：163-171.

[35] WEINBERGER M, FISCHER A. Differential diagnosis of chronic cough in children [J]. Allergy Asthma Proc, 2014, 35(2): 95-103.

[36] DICPINIGAITIS P V, TSO R, BANAUCH G. Prevalence of depressive symptoms among patients with chronic cough [J]. Chest, 2006, 130(6): 1839-1843.

[37] 琚玮，赵坤，李瑞星. 中药抗炎治疗小儿慢性咳嗽的研究进展 [J]. 生物化学与生物物理学报，2020，47（8）：858-866.

[38] GU S, YIN N, PEI J, et al. Understanding traditional Chinese medicine anti-inflammatory herbal formulae by simulating their regulatory functions in the human arachidonic acid metabolic network [J]. Mol Biosyst, 2013, 9(7): 1931-1938.

[39] 陈苑林. 苦杏仁与桔梗止咳、平喘、祛痰的配伍比例和机制探讨 [J]. 心

理月刊，2020，15（5）：190.

[40] MODRZYŃSKI M, ZAWISZA E. Ocena czestości wystepowania przerostu trzeciego migdałka u dzieci z chorobami alergicznymi [J]. Przegl Lek, 2003, 60(5): 322-324.

[41] DOGRU M, EVCIMIK, M, CALIM O F, et al. Does adenoid hypertrophy affect disease severity in children with allergic rhinitis? [J]. Eur Arch Oto-Rhino-L, 2017, 274(1): 209-213.

[42] 范愈燕，娜琪，王向东，等. 儿童鼻鼽发病特点及中医体质特征调查 [J]. 北京中医药，2015（5）：356-358.

[43] 干祖望. 干祖望经验集 [M]. 北京：人民卫生出版社，2002：162，168.

[44] 徐春英. 李淑良教授辨治鼻病经验及其鼻鼽经验方治疗变应性鼻炎的优势探索 [D]. 北京：中国中医科学院，2015.

[45] 邓媛元，满银环，张锋，等. 熊大经教授运用鼻腔五度辨证治疗鼻鼽经验 [J]. 四川中医，2014（3）：34-36.

[46] 沙骥超，董震，孟粹达，等. 美国变应性鼻炎诊疗指南（2015）解读 [J]. 中华耳鼻咽喉头颈外科杂志，2015，50（8）：699-703.

[47] 汪受传，李辉，徐玲. 中医儿科临床诊疗指南·小儿鼻鼽 [J]. 中华中医药杂志，2016，31（4）：1352-1355.

[48] 佟雅婧. 鼻病序贯疗法对变应性鼻炎的疗效观察 [D]. 北京：中国中医科学院，2015.

[49] 李美静，孙书臣，乔静，等. 孙书臣"序贯疗法"对季节性变应性鼻炎早期干预临床思路总结 [J]. 中国中医基础医学杂志，2014（5）：637-638.

第九章

腺样体肥大的预防

　　腺样体肥大发病率高，能够引发多种严重疾患。除了呼吸道感染等常见的儿童腺样体肥大的致病因素及诱因，日常生活中还有一些不为人们所熟知的因素，如饮食、过敏反应、局部器官炎症、咽喉反流等。本病对儿童身体的正常发育与健康有较深远的影响，因此，从生活中各个方面预防本病的发生及日常保健非常重要。

第一节　日常生活因素

中国中医科学院广安门医院耳鼻喉科常远、乔静等[1]，对前来门诊就诊的 88 例腺样体肥大患儿，进行了日常生活中相关致病因素的调查问卷研究。该 88 例患儿年龄分布在 2～10 岁，其中腺样体阻塞后鼻孔 II 度者 7 例，III 度者 73 例，IV 度者 8 例。调查问卷显示结果见表 9-1。

表 9-1　致病因素分布表

致病因素	例数	百分比 /%
易感冒	85	96.59
喜食肉食	72	81.82
喜食甜食	67	76.14
过敏症状	43	48.86
父 / 母吸烟	37	42.05
父 / 母过敏	32	36.36
喜食冷饮	31	35.23
接触宠物	10	11.36
喜食辛辣	2	2.27

相关致病因素中，易感冒位于首位；饮食偏嗜位于第二位；其次是拥有过敏症状者，如喷嚏、流清涕等典型过敏症状，包括变应原检测阳性者；再次是目前未注意过孩子是否有典型过敏症状或尚未检测变应原，但父母有过敏史者，家中有宠物或常与宠物玩耍者亦占不小比例。

此外，本研究提示，预防腺样体肥大还需要重视二手烟问题。儿童对被动吸烟抵抗力很弱，烟中含有的尼古丁、一氧化碳、焦油等均被患儿吸入，这些成分容易破坏患儿呼吸道纤毛清除功能，最终造成了反复呼吸道炎症的易感性。长此以往，儿童呼吸系统防御力降低，甚至整体免疫系统都可能受到一定程度的损害，直接或间接加重对腺样体的刺激。刘瑞等[2]对279例腺样体肥大儿童的研究表明，父母吸烟与孩子患腺样体肥大具有一定的相关性。郑兵兵[3]对120例腺样体肥大患儿的调查报告显示，被动吸烟与腺样体肥大发生有关联（P=0.034）。

第二节　预防致病因素

腺样体肥大常见的致病因素包括呼吸道感染、局部器官的炎症等。

一、预防呼吸道感染

左旋咪唑[4]、胸腺肽、匹多莫德、葡萄糖酸锌喷鼻剂等西药制剂，可有效地预防反复呼吸道感染患者的再次感染。人工培植虫草、黄芪、黄芩、苦参合剂，以及加味玉屏风散糖浆、鱼腥草液等中药制剂，可提高人体免疫力，对预防呼吸道感染有明显效果。三伏天手法穴位按摩结合穴位贴敷、小儿四时辨体捏脊疗法[5]、耳穴贴压等中医适宜技术，在预防小儿反复呼吸道感染方面效果明显。另外，使用空气消毒剂、艾条烟熏等方法预防呼吸道感染，亦有很好的效果。

二、预防局部器官炎症

（一）预防分泌性中耳炎

反复发作的分泌性中耳炎致使腺样体增生肥大，应积极预防中耳炎的发生。预防方法包括：加强身体锻炼，防止感冒；进行卫生教育，提高家长及老师对本病与腺样体肥大关系的认识；对 10 岁以下儿童定期行筛选性声导抗检测；积极治疗鼻、咽部疾病，鼻和鼻咽部的炎症波及咽鼓管时，应及早治疗。

（二）预防鼻窦炎

鼻腔、鼻窦炎症可循其黏膜累及腺样体[6]，故应积极预防。方法如下：

1. 增强机体抵抗力，预防感冒。

2. 平时注意鼻腔卫生，养成早晚洗鼻的良好卫生习惯。

3. 注意擤涕方法。鼻塞多涕者，宜按塞一侧鼻孔，稍稍用力外擤。之后交替而擤。鼻涕过浓时以盐水洗鼻，避免伤及鼻黏膜。

4. 游泳时姿势要正确，尽量做到头部露出水面。

5. 注意口腔卫生，积极治疗邻近病灶，如慢性扁桃体炎等，矫治鼻腔畸形，防治牙病。

6. 急性发作时，多加休息。卧室应明亮，保持室内空气流通，但要避免直接吹风及阳光直射。

（三）预防急性扁桃体炎

扁桃体与腺样体均为咽淋巴环组成部分，炎症期常相互影响。急性扁桃体炎是一多发病、常见病，患者以青壮年和儿童为多，很多都是在感冒后扁桃体炎发作，出现咽喉疼痛，治疗上大多选用抗生素和清热解毒类中药，虽有效，但容易反复发作。而且长期应用抗生素对人体健康有着很大损害，所以一定要做好预防工作，减少过度治疗，保障孩子的健康。

1. 针对体弱多病的儿童，建议加强锻炼，增强身体的抵抗力。在感冒流行的季节，或是看儿童出现脸色发红、轻微咳嗽等时，可用夏枯草煮鸡蛋食用，能起到预防作用。

2. 注意环境，空调房间与室外温差不可太大。

3. 爱护口腔卫生，养成良好的生活习惯。家长要督促孩子每天早晚刷牙、饭后清水漱口，避免食物残渣存在口腔中。按时就餐，多喝水，多吃青菜、水果，不可偏食肉类，尤其不可过多食用炸鸡、炸鱼，因为这些食物属于热性食物，儿童吃了易上火，从而发生扁桃体炎。对于本身就有慢性扁桃体肥大的患儿，除了以上措施外还要额外加强预防措施，如早晚用淡盐水漱口，以能感到微咸为宜，或者用专门的漱口液漱口。

4. 贴耳穴 [7] 可减少急性扁桃体炎的发作。取穴：扁桃体、咽、肺、内分泌、肾上腺、耳尖、风溪、轮 1 ~ 轮 4。

（四）预防变应性鼻炎

预防上应着重控制变应原的接触量，理论上讲，无变应原接触则无症状。日常应根据患者既往变应原的情况结合自身致敏的实际因素进行防控结合。

1. 环境防护。户外推荐防护性口罩，在过敏季节前 2 周使用。标准为 N99 或 N95，能有效阻挡孔径大于 10μm 的颗粒物、病毒、细菌的通过，对于花粉、粉尘等大分子颗粒物也能够有效阻隔。目前该标准口罩虽然能够有效避免变应原颗粒的接触，但是其通透性较差，尤其夏天，会给患儿带来一定程度的不适。现在市面上的口罩质量参差不齐，我们应该尽量选择阻挡率高的防护性口罩，同时需注意通透性问题，可以选择带有呼吸阀的口罩，以降低佩戴的不适感。常暴露于高浓度室内变应原的患儿，需注意清理床上用品、地毯、窗帘等易积尘的地方，空气净化器亦可使用，需多方面评估环境，以预防过敏症状发生。

2. 鼻腔冲洗。鼻腔冲洗可以有效地清除黏附于鼻腔黏膜表面的致敏原微粒，减轻局部的炎症反应，改善鼻痒、打喷嚏、流涕、鼻塞等症状。使用生理盐水或高渗盐水或海水进行鼻腔冲洗，可清除鼻内刺激物、变应原和炎性分泌物等，减轻鼻黏膜水肿，改善黏液纤毛清除功能。《儿童变应性鼻炎中西医结合诊疗指南》指出 [8]，变应性鼻炎伴有鼻塞严重者可使用高渗盐水。

3．预防性的鼻喷激素使用。糖皮质激素为变应性鼻炎诊疗指南推荐用药，对腺样体导致的鼻塞及预防再次肥大有一定的作用。一项长期跟踪儿童腺样体肥大的研究认为 [9]，持续的鼻喷激素治疗可远期改善腺样体肥大患儿鼻塞症状，并降低手术率，这种长期治疗是有效且安全的。

4．根据变应原结果做好相应防控。

（五）咽喉反流的预防

目前，儿童咽喉反流（LPR）患病率尚不明确，但已有研究表明 [10]，腺样体肥大的患儿与正常人相比，有更高的 LPR 发生率，且胃食管反流也是腺样体二次切除术的一个高危因素，因此儿童 LPR 的预防需引起医生及家长的重视。预防措施主要为改变体位和改变饮食习惯。

1．**改变体位**　改变体位对婴儿很重要，由于食管 pH 监测提示平卧位时反流次数显著高于俯卧位，所以需要尽量避免坐位和餐后仰卧位。传统上采取俯卧位，即上身抬高 30°，以减少胃液反流，但有研究发现这种体位有增加猝死的危险，使得该方法在临床的应用受到限制。因此，美国儿科学会及北美小儿胃肠和营养学会均建议，对于小婴儿，睡眠时可采用非俯卧位，清醒状态下且在有人看护时采用俯卧位或直立位有助于减少反流量。对于年长儿童，体位治疗的作用尚不明确，但有证据表明，睡眠时左侧卧位和抬高床头 30°（而非抬高头部）是有益的 [11-12]。

2．**改变饮食习惯**　目前，大多数学龄期儿童在成人监管不严的情况下进食零食较多，且多为甜食类，或含有大量食品添加剂，而且随着物质生活水平的提高，以及家长对 LPR 认识的不足，使得大部分家长认为儿童晚餐进食量多、睡前进食牛奶等有益于儿童生长发育，殊不知上述情形均会导致儿童胃酸分泌增多。因此，我们主张在平时育儿过程中保证儿童定时进食，避免进食过多酸性、甜性食物和饮料，避免睡前进食牛奶，最好入睡前 2 ~ 3 小时禁食。对于婴儿，推荐少量多次进食，以稠厚饮食为主，避免应用降低食管括约肌张力的药物。例如可在配方奶中添加谷物等使食物黏稠，并用十字切开的奶嘴，这样可以减少呕吐，但可能会导致便秘，还可能导致进食时哽噎增加。因此，对于有食管和肺部并发症的患儿需要慎重，因为稠厚食物可使反流发作的持续时间延长，增加并发症的危险性。较多的容量和较高的渗透压，可诱发一过性贲门松弛和胃扩张，所以在采用稠厚饮食前要进行风险性评估，家长需要掌握食物合适的稠厚度[13]。

通过以上途径，对绝大多数儿童均可起到预防效果，对于症状较轻、无器质性病变的患儿也可以达到治疗的效果。

参考文献

[1] 常远，乔静，杨丽. 儿童腺样体肥大之中医病因病机调查 [J]. 中医药学报，2022，50（8）：54-58.

[2] 刘瑞，孙书臣. 腺样体肥大儿童的一般情况分析 [J]. 世界睡眠医学杂志，2019，6（1）：65-67.

[3] 郑兵兵. 儿童腺样体肥大的危险因素分析及其证型研究 [D]. 天津：天津中医药大学，2021.

[4] 史群. 左旋咪唑对儿童反复呼吸道感染的预防 [J]. 上海预防医学，1998，10（7）：325-326.

[5] 马融，杜春雁，杨常泉，等. 四时辨体捏脊疗法预防小儿反复呼吸道感染的临床应用 [J]. 中华中医药杂志，2012，27（5）：1315-1317.

[6] 黄选兆，汪吉宝，孔维佳. 实用耳鼻咽喉头颈外科学 [M]. 2 版. 北京：人民卫生出版社，2008：308.

[7] 谢松林. 耳穴贴压预防急性扁桃体炎 [J]. 中医外治杂志，1999，8（4）：32-33.

[8] 赵霞，张杰，秦艳虹，等. 儿童变应性鼻炎中西医结合诊疗指南 [J]. 南京中医药大学学报，2023，39（3）：274-284.

[9] BERLUCCHI M, VALETTI L, PARRINELLO G, et al. Long-term follow-up of children undergoing topical intranasal steroid therapy for adenoidal hypertrophy [J]. Int J Pediatr Otorhi, 2008, 72(8): 1171-1175.

[10] 张亚梅，杨小健. 儿童喉咽反流 [J]. 中国医学文摘：耳鼻咽喉科学，2010，25（5）：243-246.

[11] KELES B, OZTURK K, ARBAG H, et al. Frequency of pharyngeal reflux in children with adenoid hyperplasia [J]. Int J Pediatr Otorhi, 2005, 69(8): 1103-1107.

[12] MARZOUK H, AYNEHCHI B, THAKKAR P, et al. The utility of nasopharyngeal culture in the management of chronic adenoiditis [J]. Int J Pediatr Otorhi, 2012, 76(10): 1413-1415.

[13] 吴捷，魏克伦. 婴儿期胃食管反流病及其诊治 [J]. 中国实用儿科杂志，2009，24（5）：413-416.